Aikan Akanov
Tilek Meimanaliev
Serik Meirmanov

Os cuidados de saúde no mundo: 100 anos de diferença

Aikan Akanov
Tilek Meimanaliev
Serik Meirmanov

Os cuidados de saúde no mundo: 100 anos de diferença

ScienciaScripts

Cover image: www.ingimage.com

This book is a translation from the original published under ISBN 978-3-659-89184-7.

Publisher:
Sciencia Scripts
is a trademark of
Dodo Books Indian Ocean Ltd. and OmniScriptum S.R.L publishing group

120 High Road, East Finchley, London, N2 9ED, United Kingdom
Str. Armeneasca 28/1, office 1, Chisinau MD-2012, Republic of Moldova, Europe
Managing Directors: Ieva Konstantinova, Victoria Ursu
info@omniscriptum.com

Printed at: see last page
ISBN: 978-620-8-62862-8

CONTEÚDO

PARTE 1. A EVOLUÇÃO DOS SISTEMAS DE SAÚDE MUNDIAIS

Antes de compreender e aceitar o atual sistema de saúde, é necessário olhar para o passado e compreender o curso e as etapas do seu desenvolvimento.

1.1. A EVOLUÇÃO DOS CUIDADOS HOSPITALARES

Os cuidados hospitalares na Europa começaram a formar-se desde o tempo das guerras das cruzadas, quando os cruzados que regressavam trouxeram da Ásia a ideia dos hospitais. Assim, nos séculos XII-XIII, os protótipos dos hospitais modernos (como os hospícios) começaram a abrir nos mosteiros. Regra geral, estes hospícios eram constituídos por grandes salas, com o altar no centro. As pessoas moribundas eram tratadas por freiras (Irmãs da Caridade), vestidas com roupas pretas e chapéus com pontos de cruz. Desde então, durante muito tempo, a ideia de humanidade, de cuidados altruístas para com os doentes, tornou-se um dos valores básicos da futura medicina na Europa, que deveria dominar este mundo até ao século XX. A humanidade foi o cerne da formação de médicos e enfermeiros, da investigação e da prática, primeiro na Europa e depois em todo o mundo civilizado. Como a Europa é cessionária de grandes civilizações, esta ideia baseou-se na filosofia da Grécia Antiga, e a medicina da Europa ergueu-se na sua plataforma, tendo tomado como base o Juramento de Hipócrates.

Posteriormente, para além das freiras, os doentes eram tratados por "pessoal médico" a quem eram transmitidas competências por pessoas mais experientes.

O curso da história na Europa conduziu a uma divisão completa dos poderes entre a Autoridade, a Igreja e a população civil. Os hospitais foram submetidos às administrações municipais. O aspeto dos hospitais também foi alterado - já não existem quartos comuns espaçosos, apenas quartos separados.

Historicamente, neste período ocorreu a revolução industrial e a ciência desenvolveu-se ativamente. Um avanço significativo na medicina, por direito considerado, foi a descoberta das infecções - Leeuwenhoek e Pasteur, que levou à compreensão da etiologia das doenças, das formas de transmissão de algumas doenças. A partir desse momento surgiu a consciência da necessidade de isolar os doentes infecciosos

A descoberta da radiação de raios X permite o diagnóstico de várias doenças. O rápido desenvolvimento da química levou à formação do sector farmacêutico. Esta lista pode ser prolongada. É óbvio que a medicina se tornou parte da cultura geral na Europa, conseguiu chegar a uma cooperação intersectorial, correspondeu às necessidades de toda a sociedade.

Assim, a medicina europeia é um produto da revolução industrial e tecnológica dos séculos XIV-XIX na Europa.

Este desenvolvimento das ciências médicas e afins levou a que os médicos se especializassem em vários perfis (obstetrícia, terapia, cirurgia, etc.) e os hospitais adquirissem uma visão moderna.

O século XX tornou-se especial para a medicina. Duas guerras mundiais sangrentas com um enorme número (até 50 milhões de pessoas) de vítimas entre militares e civis, como é lamentável notar, conduziram a um poderoso desenvolvimento da cirurgia, do controlo das infecções, das novas tecnologias (surgiram os antibióticos, os cuidados intensivos, o sistema de hospitais de urgência, etc.).

De acordo com estas inovações, o hospital também foi completamente alterado. Tornou-se num local de rutura tecnológica e inovadora da medicina moderna, concentração de equipamento e tecnologia absolutamente novos.

A fase seguinte do desenvolvimento hospitalar ocorreu em meados dos anos 50-60 do século XX. Devido ao desenvolvimento da gestão e da gestão dos recursos de saúde, o sistema de cuidados hospitalares reservou a prestação de serviços médicos, fornecendo aspectos sociais aos serviços de assistência social, nascidos nas sociedades desenvolvidas. E, mais uma vez, podemos ver que a medicina está a desenvolver-se em uníssono com o desenvolvimento da sociedade. A cultura ocidental, orientada pelos princípios do mecanismo de mercado e pelos valores democráticos, está empenhada em desenvolver não só as tecnologias, mas também o capital humano. Os Estados tornam-se mais complexos em termos de estrutura, surgem novos serviços, novas prioridades da sociedade civil e a medicina está no centro destas mudanças. Atualmente, os hospitais concentram-se no tratamento dos doentes. A medicina hospitalar atraiu todo o poder dos avanços científicos e, agora, no limiar do século XXI, encontra-se no limiar de um sucesso sem precedentes: nanotecnologia, robótica médica, engenharia genética, etc.

A seguir, podemos imaginar a evolução do sector hospitalar:

- Os séculos XII-XIII - uma fase de ajuda humanitária,
- Os séculos XIII-XV - uma fase de ajuda médico-humanitária,
- Os séculos XV-XVII - uma etapa da ajuda médico-humanitária-social,
- Os séculos XVIII-XX - uma etapa da ajuda médico-social,
- Os séculos XX-XXI - uma fase de prestação de serviços médicos aos doentes.

Assim, ao longo de 7-8 séculos, o sector hospitalar transformou-se de ajuda humanitária em cuidados hospitalares especializados de alta tecnologia, claramente centrados na prestação de serviços médicos, libertando-se de obrigações não específicas (funções sociais e humanitárias). Como resultado, o hospital mudou completamente: externa e internamente, toda a sua filosofia e missão foram alteradas.

E as formas de cuidados médicos mudaram completamente, mesmo externamente o hospital moderno do século XXI difere dos hospitais do início do século XX. O hospital moderno é um complexo tecnológico de serviços médicos, sociais e psicológicos aos pacientes.

Na URSS foi criada a mais extensa e pesada rede hospitalar. O modelo soviético de cuidados de saúde previa incentivos financeiros. Nomeadamente, quanto maior fosse o número de camas e de pessoal, mais fundos eram canalizados para os hospitais. Como herança do período soviético até ao presente, grandes repúblicas ex-soviéticas como a Rússia, o Cazaquistão, a Ucrânia e a Bielorrússia têm um número de camas hospitalares muito superior ao dos países da Organização para a Cooperação e Desenvolvimento Económico (OCDE) (Figura 1). Esta figura mostra que, na Bielorrússia, o número de camas de hospital por 1000 habitantes é mais do dobro (11,3) do que na OCDE (4,8/1000) (OECD Health Statistics, 2014). A partir da base de dados OECD Health Statistics (2014) conclui-se que, em 2000, na Federação Russa, o número de camas de hospital por 1000 habitantes atingiu 11,4. Apesar do facto de, em 2012, a despesa total com a saúde na Rússia como parte do PIB ser de 6,3% e na OCDE - 9,3%.

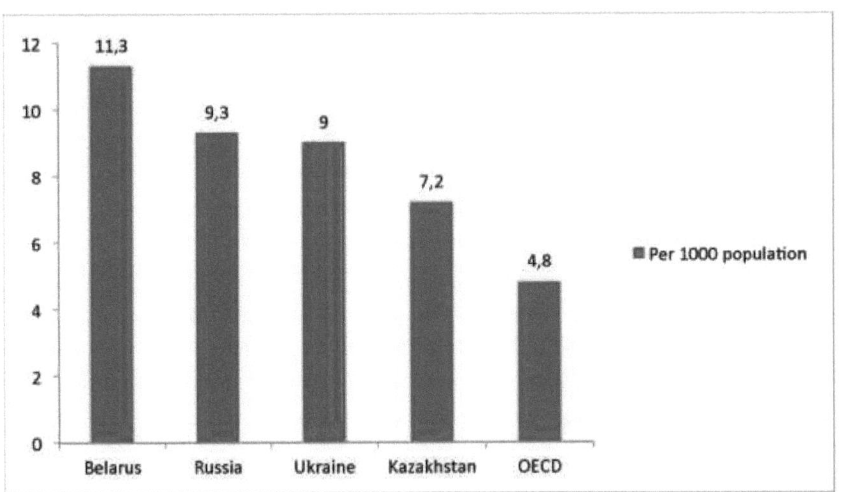

Figure 1 - Número de camas de hospital por 1000 habitantes na Bielorrússia, Cazaquistão, Rússia, Ucrânia e OCDE (Estatísticas da Saúde da OCDE, 2014

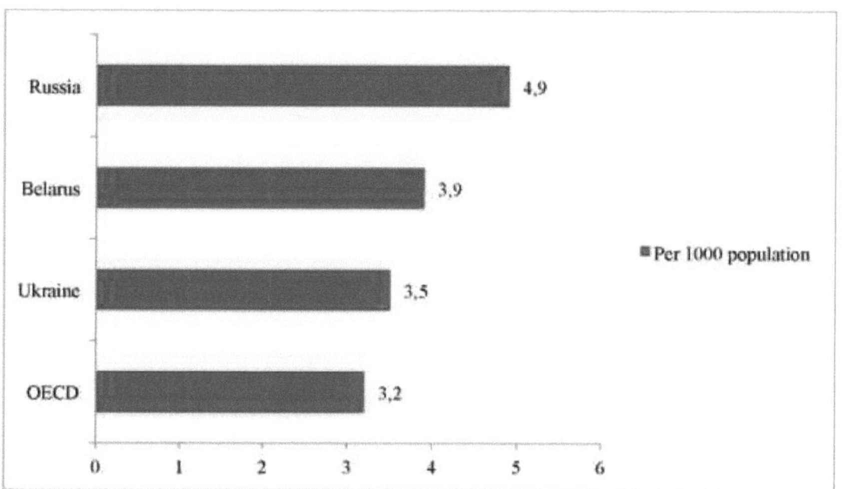

Figure 2 - Número de médicos por 1000 habitantes na Bielorrússia, Rússia, Ucrânia e OCDE (Estatísticas de saúde da OCDE, 2014)

Na OCDE, as despesas públicas com os cuidados de saúde representam 72% das despesas totais com os cuidados de saúde, enquanto na Rússia representam apenas 61%.

Como mostra a Figura 2, o número de médicos por 1 000 habitantes na Bielorrússia, na Rússia e na Ucrânia era também significativamente mais elevado do que na OCDE (Estatísticas da Saúde da OCDE, 2014).

Em todas as repúblicas pós-soviéticas acima mencionadas, registam-se elevadas taxas de mortalidade, especialmente por doenças cardiovasculares, e uma esperança de vida mais curta. Por exemplo, na Federação Russa, em 2012, a esperança média de vida era inferior em 10 anos (70,2 anos) à dos países da OCDE (80,2 anos) (Estatísticas da Saúde da OCDE, 2014) (Figuras 3 e 4).

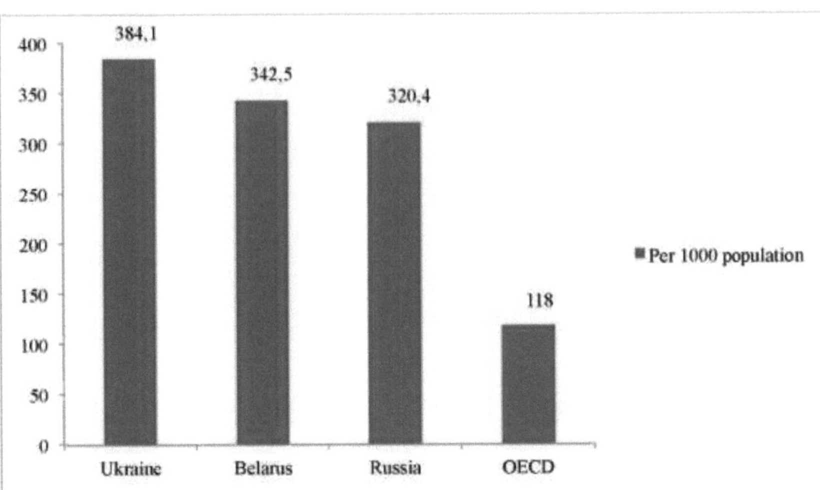

Figure 3 - Taxa de mortalidade padronizada para a idade por doença coronária por 100
mil habitantes na Bielorrússia, na Rússia, na Ucrânia e na OCDE (OECD Health

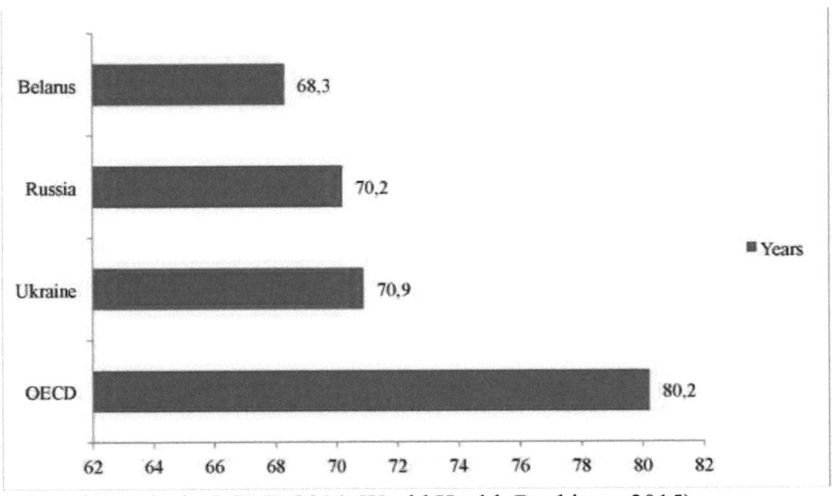

Estatísticas da saúde da OCDE, 2014, World Health Rankings, 2015)
Figure 4 - Esperança média de vida na Bielorrússia, Rússia, Ucrânia e OCDE (anos) (Estatísticas da saúde da OCDE, 2014)

Por outras palavras, o desenvolvimento dos cuidados hospitalares nos países da OCDE e na antiga União Soviética ocorreu em direcções diferentes. E isso diz respeito, em primeiro lugar, à evolução dos cuidados de saúde primários de acordo com os serviços de internamento.

1.2. A EVOLUÇÃO DOS CUIDADOS DE SAÚDE PRIMÁRIOS

É necessário sublinhar que esta secção dos cuidados de saúde não tem uma história de desenvolvimento tão longa. Há factos que comprovam que alguns médicos de família prestavam aconselhamento e cuidados médicos em todos os países europeus, e a história das curas pela fé e dos xamãs está presente na história de todos os países asiáticos, africanos e americanos.

O sistema claro de atendimento ambulatório da população é descrito na Grã-Bretanha desde o século XIX, que até ao século XX se desenvolveu na chamada medicina caseira. Isto significa que o médico atendia a população no território adjacente à casa de campo onde vivia. Assim, o médico atendia os doentes no seu consultório e na casa do doente.

Este sistema surgiu como um dos mais prospectivos do mundo e, tendo sido reconhecido no século XX, foi a base do médico de clínica geral. Atualmente, é a base do sistema de saúde britânico, proposto por Sir Beveridge, que é reconhecido mundialmente como o mais eficaz e próximo das necessidades da população.

Durante muito tempo, uma alternativa foi o sistema soviético de cuidados de saúde primários (sistema Semashko), que reflectia plenamente o sistema do sistema estatal e a sua gestão. A base deste sistema era o princípio local. Isto significa que cada área da população servida por:

1. O terapeuta local - 1500-2000 pessoas adultas;
2. O pediatra local - população de 800-900 crianças.
3. O ginecologista-obstetra local - 6 000 mulheres;
4. O cirurgião local - 6 000 pessoas da população em geral;
5. Especialistas locais (o cardiologista, o especialista em narcologia, o oftalmologista, etc.) - para 30 000 pessoas da população.

Este sistema implicava despesas elevadas e não era suficientemente eficaz.

Em meados do século XX, compreendeu-se que os cuidados médicos primários precisam de ser ordenados, de criar os seus objectivos e missões, de compreender o seu papel e de utilizar todas as suas oportunidades.

Assim nasceu a célebre Declaração de Alma-Ata sobre os CSP, que não só definiu os CSP como também designou a liderança e o papel estratégico nos cuidados médicos.

Algumas responsabilidades hospitalares significativas foram transferidas para os cuidados de saúde primários (funções sociais, educativas, intersectoriais e outras).

Assim, enquanto parte importante do sistema de cuidados de saúde, os cuidados de saúde primários só começaram a desenvolver-se a partir do século XX.

A evolução dos cuidados de saúde na Europa e no mundo

Apesar da crescente integração dos países da União Europeia e da redução das diferenças nos sectores económicos, a organização dos sistemas de saúde e a prestação de serviços de saúde é uma questão nacional (OMS, 2006). A este respeito, em 2006, a OMS, em nome do Observatório Europeu de Sistemas e Políticas de Saúde, publicou um livro intitulado "Primary care in the driver's seat?" (Os cuidados de saúde primários no lugar do condutor?), onde as reformas organizacionais dos CSP na Europa foram apresentadas em pormenor. Nele se afirma que, desde 1970 - anos 80 e até 2000, os países europeus procuraram criar, com vários graus de sucesso, modelos mais eficazes e mais sucessivos de prestação de cuidados de saúde (Saltman R., Figueras J., 1997). No entanto, mesmo algumas décadas mais tarde, a ineficiência, a interação e a má coordenação dos serviços de saúde foram as principais razões para o facto de estes não corresponderem às necessidades da população (OMS, 2002).

A experiência de vários países mostrou que a chave para resolver este problema consiste em reforçar a assistência médica primária (PMH) (Starfield B., Shi L., 2002). Ao mesmo tempo, a introdução dos novos desafios que se colocam aos CSP, nomeadamente a prestação de cuidados de saúde com base na divisão de responsabilidades, na permutabilidade e no trabalho de equipa, abrandou devido à fragmentação dos sistemas de saúde (OMS, 2006). O rastreio, a monitorização e o acompanhamento ativo também são novos para os cuidados de saúde primários e exigem uma abordagem multidisciplinar. Uma intervenção preventiva ao nível da população e a formação de um estilo de vida saudável ditam a necessidade de soluções intersectoriais (educação, serviços sociais, etc.), bem como de um forte apoio político. Por conseguinte, em 2002, a OMS colocou várias questões:

1) Como se justificam objectivos tão ambiciosos no contexto da atual heterogeneidade dos sistemas de saúde europeus, especialmente dos cuidados de saúde primários?

2) Quais são as condições para criar um sistema de cuidados de saúde primários forte e o que se sabe sobre as estratégias e a medição da eficiência dos cuidados primários?

3) Qual será a utilidade da experiência das reformas dos cuidados de saúde em certos países em condições de integração europeia?

10 anos após a OMS ter enunciado estas questões, é de notar que na maioria dos países de elevado rendimento - membros da Organização para a Cooperação e Desenvolvimento Económico (OCDE) - os CSP se tornaram a principal prioridade para o desenvolvimento da saúde nesses países. Esta prioridade reflecte-se na elevada proporção de médicos de clínica geral no número total de médicos no país e no financiamento dos cuidados de saúde primários a partir do orçamento total da saúde,

na criação de equipas multidisciplinares, no desenvolvimento de conceitos de doenças ou condições sensíveis aos cuidados primários e aos cuidados ambulatórios, etc. (OECD Health Data, 2012; OMS, 2012).

Em janeiro de 2015, o Commonwealth Fund (The Commonwealth Fund, International Profiles of Health Care Systems, 2014) publicou os resultados da análise exaustiva e aprofundada dos sistemas de saúde de 15 Estados com elevado rendimento (Austrália, Canadá, Dinamarca, Inglaterra, França, Alemanha, Itália, Japão, Países Baixos, Nova Zelândia, Singapura, Suécia, Suíça e Estados Unidos).

A investigação foi conduzida através de uma metodologia uniforme e captou as seguintes questões: o papel do governo, a cobertura dos serviços médicos, o financiamento público e privado dos cuidados de saúde públicos, o sistema de organização dos cuidados de saúde, a qualidade dos cuidados, as desigualdades em matéria de saúde e de cuidados de saúde, a eficiência e a integração, a coordenação dos cuidados, a utilização das tecnologias da informação, a utilização de práticas baseadas na medicina probatória, as políticas de contenção dos custos, as reformas em curso e as inovações.

Além disso, foram estudadas as principais caraterísticas dos sistemas de saúde e os indicadores de atividade, incluindo as despesas gerais de saúde, as despesas hospitalares e a sua utilização, a disponibilidade dos sistemas de saúde, a segurança dos doentes, a gestão dos estados crónicos, a prevenção das doenças, a capacidade de melhorar a qualidade e a opinião pública.

O relatório analisa que as mudanças mais consideráveis nos sistemas de saúde e, em primeiro lugar, nos cuidados de saúde primários, nos países economicamente desenvolvidos acima referidos, ocorreram nos últimos 10 a 15 anos.

1.3. SERVIÇOS DE APOIO

No que diz respeito à especialização em cuidados de saúde pública, podemos referir que, se na Idade Média, na Europa, existiam vários: internistas, cirurgiões, dentistas, etc., no final do século XX, o seu número, de acordo com a OMS, atingiu 140 ou mais. Atualmente, o seu número é difícil de quantificar, incluindo especialistas em ressonar, etc.

No entanto, as direcções principais são as seguintes: medicina interna, cirurgia, obstetrícia e ginecologia, pediatria, clínica geral, e estes especialistas principais estão divididos em várias especialidades e perfis.

Compreendendo a importância destas direcções, muitos países, após a criação de hospitais e de redes de cuidados de saúde primários, prestam mais atenção ao desenvolvimento de serviços de apoio como a pediatria, a oncologia, a obstetrícia-ginecologia, a medicina dentária e outros serviços, que têm os seus próprios objectivos e estruturas.

Na maioria dos países, estes serviços de apoio baseiam-se nos cuidados de saúde primários e nos hospitais, envolvendo organizações não governamentais e a própria população, através da mobilização de associações especiais (associações, sindicatos, etc.). Nos antigos países socialistas, devido à falta de desenvolvimento da sociedade civil e das organizações não governamentais, desconfiam de cada um dos serviços acima mencionados e organizaram os seus próprios centros dentro do sector público, até aos hospitais e clínicas especializados. Por exemplo, em 2006, o número de tipos de hospitais no Cazaquistão ultrapassou os 25 (até aos caminhos-de-ferro, hospitais fluviais e clínicas). Em geral, nestes países existiam tanto redes estatais como departamentais (ou seja, subordinadas a diferentes ministérios e agências) e a estrutura de hospitais e clínicas.

Na Arábia Saudita, para além do sistema de agências do Ministério da Saúde, existem outras agências estatais que criaram a sua própria rede de organizações médicas. São elas os serviços de saúde da Segurança Nacional, o exército, a Guarda Nacional, o Ministério do Ensino Superior, a Comissão Real, os hospitais ARAMCO, o Ministério da Educação e a Sociedade do Crescente Vermelho (Almalki M. et al., 2011).

Assim, para além dos cuidados de saúde primários e do sistema hospitalar, existem, em diferentes países e em diferentes condições, serviços de apoio (por vezes, sistemas completos de hospitais e policlínicas) que reflectem vários níveis de interesses e necessidades da sociedade.

1.4. AS INFRA-ESTRUTURAS DE CUIDADOS DE SAÚDE

Se em meados dos séculos XVII e XVIII os hospitais necessitavam de pequenas farmácias e morgues, para estudar as investigações patológicas e morfológicas, hoje em dia o sistema de saúde "adquiriu" uma enorme infraestrutura.

O sistema de diagnóstico e tratamento. Inclui todos os tipos de sistemas de diagnóstico modernos e potentes (bioquímica, genética, métodos funcionais, tomografia, raios X, ultra-sons e outros testes, citologia, etc.), departamentos de tratamento especial (radiológico, endoscópico) e reabilitação.

O sistema de melhoria da qualidade: departamentos especiais de auditoria interna e externa, avaliação da tecnologia médica, métodos de introdução da medicina probatória, etc.

O sistema de tecnologias da informação: informatização, visualização, utilização eficaz de tecnologias e equipamentos modernos.

O sistema de formação de pessoal significa uma rede e uma estrutura de formação pré e pós-graduada de médicos, enfermeiros, especialistas, farmacêuticos, dentistas, etc.

O sistema de gestão inclui não só os gestores, mas também programas especiais de utilização eficaz dos recursos financeiros, humanos e outros recursos de cuidados de saúde.

O sistema de inovação significa a utilização das realizações da ciência médica na procura de novas possibilidades de diagnóstico e de tratamento dos doentes, sobrevivendo num ambiente competitivo.

CONCLUSÃO

Assim, o sistema de saúde mundial é um complexo complicado de tecnologias e especialidades médicas. Este conglomerado de hospitais, clínicas e centros especiais reúne não só médicos, mas também enfermeiros, gestores e especialistas. A análise mostra os seguintes padrões:

1. A evolução dos cuidados de saúde ocorreu ao longo de muitos séculos, mas foi especialmente difícil e decisiva no século XX, quando se formou a estrutura atual e uma rede de organizações.
2. A evolução do sistema de saúde reflecte as principais etapas do desenvolvimento da sociedade humana e faz parte da humanidade.
3. Conhecendo o estado passado e atual do sistema de cuidados de saúde, é possível qualificar a situação em diferentes países e, com um grau de confiança suficiente, avaliar o nível do estado dos cuidados de saúde e oferecer recomendações para a sua melhoria.

Com base no passado, no presente e olhando para o dia de amanhã, é possível prever com confiança o desenvolvimento dos cuidados de saúde do século XXI, ou seja, prever o futuro da sociedade humana.

Concluindo a análise que se segue, chegamos à seguinte conclusão:

1) No século XX, terminou o ciclo de desenvolvimento do sistema de saúde com a sua evolução e os elementos básicos:

- PHC;
- Cuidados hospitalares;
- Política de pessoal;
- Inovação e novas tecnologias;
- Infra-estruturas;

2) No século XXI, no contexto da globalização e da competitividade das nações e dos Estados, assiste-se à internacionalização dos cuidados de saúde, à rápida convergência dos sistemas nacionais e dos serviços médicos, à formação de um sistema global de cuidados de saúde com base no exemplo dos países mais avançados do mundo.

3) A organização dos cuidados médicos transforma-se em política de proteção da saúde, passando de "cuidados de saúde" a política que tem em conta uma cooperação intersectorial, protegendo os interesses dos consumidores e criando vantagens competitivas para as nações e os Estados.

PARTE 2. FORMAÇÃO E DESENVOLVIMENTO A POLÍTICA DOS CUIDADOS DE SAÚDE NA EUROPA E NO MUNDO

No que respeita ao sistema de saúde, devemos ter em conta duas conclusões históricas dos séculos XIX-XX-XXI:

1. A competição entre os países, por vezes até guerras maciças pela redivisão e domínio do mundo nesta ou naquela parte da terra, reflectiu-se no conceito de construção da nação como um todo, e na organização dos sistemas de saúde em particular.
2. A formação da sociedade civil e da consciência social sobre a responsabilidade pela saúde das crianças, das mulheres, dos diferentes estratos sociais, o estabelecimento generalizado de novas prioridades sociais, a aspiração à educação universal e a confirmação dos princípios democráticos, uma vida mais justa para as pessoas, também se reflectiram na criação de sistemas de cuidados de saúde nos países.

Com base na história, os últimos séculos XIX-XX foram tempos de fortalecimento dos Estados nacionais, que se esforçam por ser líderes em tudo: no sistema político, na solução dos problemas económicos (política externa) e sociais.

Ao mesmo tempo, um dos domínios mais importantes do ponto de vista social era o dos cuidados de saúde.

Todas as tentativas e aspirações dos Estados-nação neste domínio, até ao final do século XX, resumiram-se a um modelo claro e preciso de sistema de saúde que satisfazia as exigências da sociedade e do governo.

Modelos de sistemas de cuidados de saúde dos séculos XIX-XX

1. O modelo de seguro. Este é um dos modelos mais difundidos e desenvolvidos no mundo. Criado na Alemanha em 1883 pelo Chanceler Otto von Bismarck, reflecte toda a cultura da sociedade da época - responsabilidade solidária e partilhada pelo fardo da doença. Na análise deste sistema, perde-se muitas vezes de vista o facto de o seguro de vida e de saúde na sociedade alemã da época ser apenas uma parte do seguro geral (propriedade, contra incêndios, inundações, etc.).

Este modelo mostrava claramente princípios universais como: "uma pessoa saudável paga pela doente", "o rico paga pelo pobre" e "o jovem paga pelo idoso".

O desenvolvimento deste modelo, nos últimos 126 anos, tem-se verificado na regulação dos instrumentos financeiros (desde o caso individual até aos grupos clínicos relacionados), no estabelecimento de um serviço de alta qualidade (serviço de auditoria interna e externa), na inovação e introdução de tecnologias avançadas, na gestão colectiva e eficaz.

Atualmente, o sistema de seguro de doença obrigatório (CHI) funciona em 137 (66%) dos 207 países e territórios do mundo. Está implementado em 46 (62%) dos 74 países de rendimento elevado, em 42 (76%) dos 55 países de rendimento médio, em 34 (68%) dos 50 países de rendimento médio e em 15 (44%) dos 34 países de rendimento baixo.

A análise exaustiva do sistema de CHI no Top - 15 das nações mais saudáveis do mundo, segundo a Bloomberg (2012) (Áustria, Alemanha, Israel, Países Baixos, França, Japão, etc.), efectuada por nós em 2014, mostrou que os sistemas de saúde dos países com rendimentos elevados e baseados no seguro social de doença se caracterizam pelas seguintes caraterísticas comuns

- elevado nível de despesas totais com a saúde, por exemplo, na Alemanha, em 2012, foi de 11,6% do produto interno bruto (PIB), a percentagem de despesas públicas atingiu 75%; Japão - respetivamente 9,5% e 80%, ou seja, o peso da doença não tem uma incidência pesada sobre um doente;
- boa proteção social - a cobertura dos seguros é elevada: 88% da população alemã está coberta por um seguro estatal, os restantes cidadãos ricos recorrem aos serviços de companhias de seguros privadas. No Japão, o sistema estatal de seguro de saúde nacional proporciona uma cobertura geral universal a todos os cidadãos;
- taxas elevadas de saúde pública e de cuidados de saúde;
- responsabilidade total partilhada pela saúde por parte do Estado, da entidade patronal e do público (co-pagamento oficial, co-seguro e/ou franquia);
- boa cobertura dos medicamentos através da regulação pública dos preços para os pacientes (especialmente na Alemanha e no Japão);
- o papel significativo dos cuidados de saúde primários. Normalmente, mais de 25% dos médicos do país são clínicos gerais e mais de 30% do orçamento total da saúde
- orçamento dos cuidados de saúde primários;
- elevada sensibilidade dos sistemas de cuidados de saúde à inovação (por exemplo, o Japão ocupa º primeiro lugar no mundo em termos de número de aparelhos de ressonância magnética e de scanner por milhão de habitantes);
- O salário decente dos médicos, nomeadamente dos enfermeiros, no Japão é de 39 000 dólares por ano;
- forte política de prevenção de doenças: em todos os países acima referidos existem programas nacionais de prevenção de doenças cardiovasculares e cancro, desenvolvimento de um estilo de vida saudável (HLS);
- elevado nível de proteção dos direitos dos doentes e dos trabalhadores do sector da saúde;
- cuidados médicos de elevada qualidade e um elevado nível de satisfação do público com o sistema de saúde;
- todos os indicadores de saúde nos países acima referidos eram mais favoráveis do que em muitos outros países, embora cada país tenha os seus próprios problemas (por exemplo, no Japão - o envelhecimento e as doenças a ele associadas);
- o elevado nível de competitividade do sistema de saúde (médicos, enfermeiros), o turismo médico está bem desenvolvido.

A análise aprofundada dos sistemas de cuidados de saúde de 15 países de elevado rendimento, efectuada pelo Commonwealth Fund (The Commonwealth Fund, International Profiles of Health Care Systems, 2015), mostrou que em 7 deles foi estabelecido um sistema de seguro médico obrigatório. Assim, como mostra a Tabela 1, o papel do governo é diferente.

Quadro 1 - O papel do governo em 6 países de elevado rendimento e, principalmente, o modelo de seguro de saúde (The Commonwealth Fund, International Profiles of Health Care Systems, 2015)

País	Papel do Governo
Alemanha	Sistema legal de seguro de saúde (SHI), com 124 seguradoras de SHI concorrentes ("fundos de doença" numa bolsa nacional); os rendimentos elevados podem optar por uma cobertura privada
Países Baixos	Sistema legal de seguro de saúde, com seguro privado universalmente obrigatório (intercâmbio nacional); o governo regulamenta e subsidia o seguro
França	Sistema legal de seguro de saúde, com todas as seguradoras do SHI incorporadas numa única bolsa nacional
Singapura	Subsídios governamentais a instituições públicas de cuidados de saúde e a alguns prestadores; Medisave: programa obrigatório de poupança médica para despesas de rotina; MediShield: seguro de saúde catastrófico; Medifund: fundo de dotação governamental para subsidiar os cuidados de saúde para pessoas com baixos rendimentos e com facturas elevadas. Regulamentação governamental dos seguros privados, planeamento central e financiamento de infra-estruturas e alguma prestação direta através de hospitais e clínicas públicas.
EUA	Medicare: idade igual ou superior a 65 anos, alguns deficientes; Medicaid: alguns com baixos rendimentos; para os que não têm cobertura da entidade patronal, bolsas de seguros a nível estatal com subsídios baseados no rendimento; cobertura de seguro obrigatória, com algumas isenções (10,4% dos adultos sem seguro)
Suíça	Sistema legal de seguro de saúde, com seguro privado obrigatório universal (trocas regionais); alguma legislação federal, com o governo cantonal (estatal) responsável pela supervisão dos prestadores, planeamento da capacidade e financiamento através de subsídios
Japão	Sistema legal de seguro de saúde, com mais de 3 400 seguradoras públicas, para-públicas e patronais não concorrentes. O governo nacional fixa as taxas dos prestadores, subsidia os governos locais, as seguradoras e os prestadores e supervisiona as seguradoras e os prestadores.

[illegible] era o sistema de saúde da antiga URSS. É digno de nota o facto de ter sido criado em 1918 por um decreto especial "Sobre o Comissariado do Povo para a Saúde" e de ter

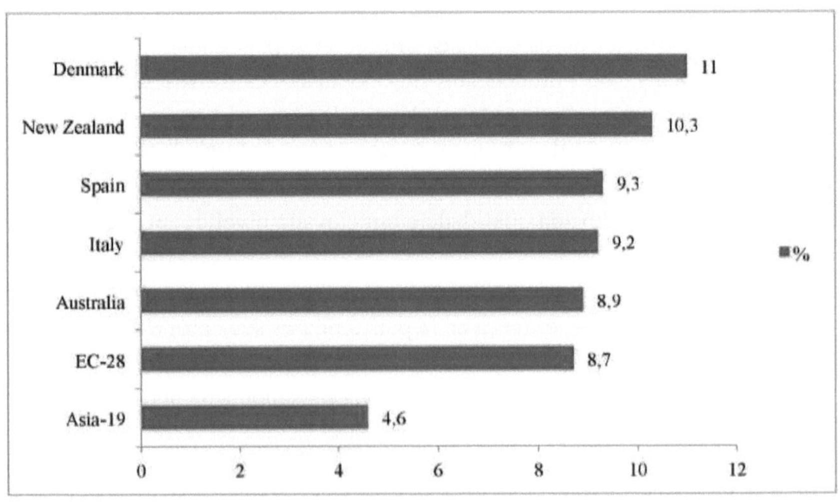

sido, de facto, o primeiro sistema estatal do mundo, que incluía a provisão de um hospital, cuidados ambulatórios e a criação do primeiro Serviço Sanitário e Epidemiológico paramilitar do mundo. É preciso dizer que este sistema provou imediatamente a sua eficácia em ambiente de guerra civil e caos. A inspeção sanitária é inerentemente uma estrutura hierárquica que foi capaz de lidar com as infecções extremamente perigosas utilizando métodos militares (quarentenas, isolamento de doentes, medidas anti-epidémicas rigorosas, mobilização da sociedade e de todas as estruturas). É interessante o facto de, até 1926, um modelo de orçamento-seguro ter sido a base do financiamento dos cuidados de saúde da URSS, e de ter sido completamente orçamental de 1926 a 1991.

Nos anos da Segunda Guerra Mundial, este modelo demonstrou uma eficácia especial. O sistema soviético de cuidados de saúde, rigoroso e militarmente centralizado, voltou a ser utilizado por cerca de 17 milhões de soldados feridos e doentes e por oficiais do exército soviético e o seu tratamento médico no terreno militar é um clássico da organização dos cuidados de saúde no século XX.

Figura 5 - Despesas totais com cuidados de saúde em percentagem do PIB (%), em alguns

países de alto rendimento e com o modelo estatal de cuidados de saúde (OECD Health Statistics, 2014;

Banco Mundial, 2015)

Orientados de forma paternalista, altamente centralizados, eficazes em tempo de guerras e catástrofes, organizados e suprimindo a dissidência - esses sistemas do século XX estão a desaparecer.

As principais deficiências deste modelo na antiga URSS eram:

- Financiamento dos "restos a pagar" com um défice de 20-40%;
- A falta de médicos e enfermeiros interessa no resultado final, porque não há motivação adequada para o trabalho;
- A falta de responsabilidade partilhada e de dependência, a atitude consumista da população;
- Atraso financeiro e tecnológico, falta de competitividade.

Em 8 dos 15 Estados de elevado rendimento analisados pelo Commonwealth Fund (The Commonwealth Fund, International Profiles of Health Care Systems, 2015), foi criado e está a funcionar o modelo estatal de cuidados de saúde. Na Tabela 2 é apresentado o papel do governo na organização do sistema nacional de saúde.

Quadro 2 - O papel do governo em 8 países de elevado rendimento e predominantemente com o modelo estatal de cuidados de saúde (The Commonwealth Fund, International Profiles of Health Care Systems, 2015)

País	Papel do Governo
Austrália	Administração regional, financiamento conjunto (nacional e estatal) de hospitais públicos; programa de seguro médico público universal (Medicare)
Inglaterra	Sistema Nacional de Saúde (SNS)
Dinamarca	Sistema nacional de cuidados de saúde. Regulamentação, planeamento central e financiamento pelo governo nacional; prestação por autoridades regionais e municipais.
Canadá	Programa de seguro público universal administrado a nível regional que planeia e financia a prestação de serviços (principalmente privados)
Nova Zelândia	Sistema nacional de cuidados de saúde. A responsabilidade pelo planeamento, aquisição e prestação de cuidados de saúde é atribuída a Conselhos Distritais de Saúde geograficamente definidos.
Noruega	Sistema nacional de cuidados de saúde. Algumas funções de financiamento direto e de prestação de cuidados de saúde cabem ao governo nacional e algumas responsabilidades são delegadas nas autoridades regionais de saúde e nos municípios.
Itália	Sistema nacional de cuidados de saúde. Financiamento e definição do pacote mínimo de prestações pelo governo nacional; planeamento, regulamentação e prestação pelos governos regionais.
Suécia	Sistema nacional de cuidados de saúde. Regulamentação, supervisão e algum financiamento por parte do governo nacional; a responsabilidade pela maior parte do financiamento e da aquisição/prestação de serviços é transferida para os conselhos distritais.

É de notar que os modelos estatais (orçamentais) de cuidados de saúde em países com rendimentos elevados como a Austrália, a Grã-Bretanha, a Dinamarca, a Espanha, a Itália e a Nova Zelândia demonstraram a sua eficácia e eficiência. Em primeiro lugar, isto está relacionado com o elevado nível de despesas totais com os cuidados de saúde em percentagem do PIB e com o financiamento estatal dos cuidados de saúde nesses países. (Figura 5) Como mostra a Figura 5, o total das despesas com cuidados de saúde em percentagem do PIB nestes países era superior à média da União Europeia - 28 (8,7%) e da Ásia - 19 (4,6%) (Estatísticas da Saúde da OCDE, 2014; Banco Mundial,

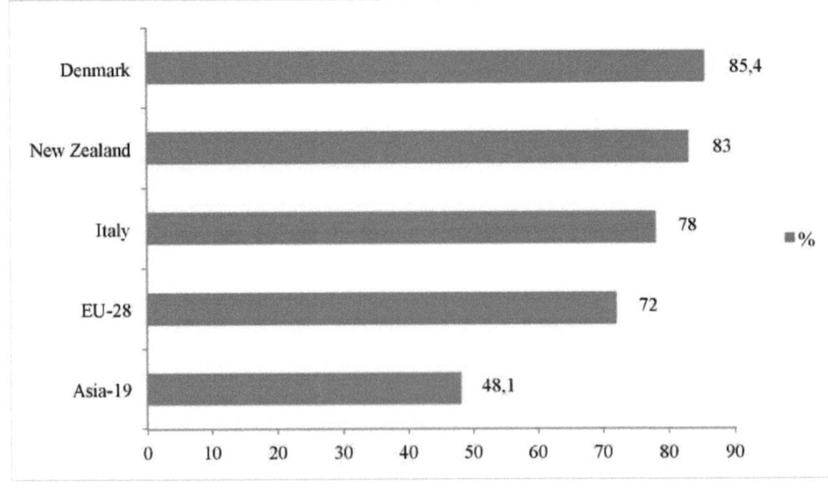

2015).

A despesa pública com a saúde em percentagem da despesa total com a saúde foi mais elevada na Dinamarca (85,4%), Nova Zelândia (83%) e Itália (78%). Estes indicadores foram significativamente mais elevados do que na UE - 28 (72%) e especialmente do que na Ásia - 19 (48,1%) (Estatísticas de Saúde da OCDE, 2014; Banco Mundial, 2015) (Figura 6).

Estes países obtiveram êxitos impressionantes no aumento da esperança média de vida da população e na redução da mortalidade por doenças cardiovasculares, especialmente a doença coronária e o acidente vascular cerebral. No entanto, como mostram as figuras 7, 8 e 9, há uma enorme diferença nestes índices entre os dois países com o modelo de saúde pública.

De acordo com a figura 7, a diferença entre a esperança de vida da população italiana (82,9 anos) e a do Turquemenistão (63,6 anos) é de 19,3 anos. Dado que este índice pode aumentar em média 0,3 anos por ano, é fácil calcular quando é que o Turquemenistão poderá atingir o nível atual da Itália. Dividindo 19,3 por 0,3, obtemos 64,3. Este é o número de anos necessários para o Turquemenistão.

Figura 6 - Despesas de saúde pública como percentagem das despesas totais de saúde em alguns países de elevado rendimento com um modelo de saúde pública (Banco Mundial, 2015)

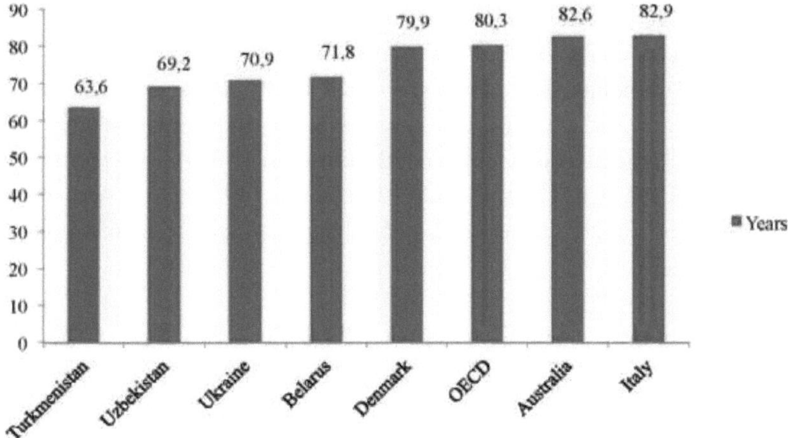

Figura 7 - A esperança média de vida em alguns países com o modelo de saúde pública e OCDE (anos) Estatísticas de Saúde da OCDE, 2014, World Health Rankings, 2015)

É certo que estes prazos podem ser reduzidos se forem efectuados investimentos significativos no sistema de saúde e, em primeiro lugar, no desenvolvimento prioritário dos cuidados de saúde primários e na introdução de outras medidas fundamentais no âmbito da reforma dos cuidados de saúde.

Assim, a taxa de mortalidade ajustada à idade por doença coronária em 100 mil habitantes no Turquemenistão (461) era 10,3 vezes superior à da Dinamarca (44,7), 9,5 vezes superior à da Itália e 8,4 vezes superior à da Austrália (54,8). Na Bielorrússia, na Ucrânia e no Uzbequistão, onde, tal como no Turquemenistão, funciona um modelo de saúde pública, este índice era muito elevado (figura 8).

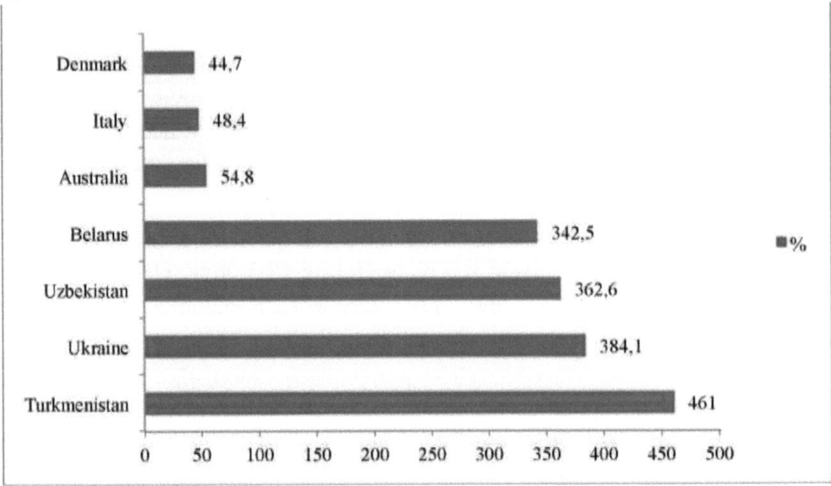

Figura 8 - Taxa de mortalidade por doença coronária ajustada à idade por 100 mil pessoas em alguns países com o modelo de saúde pública (OECD Health Estatísticas da Saúde da OCDE, 2014; World Health Rankings, 2015)

Note-se que o Turquemenistão ocupa o 1° lugar no mundo em termos de taxa de mortalidade ajustada à idade por doença coronária por 100 mil habitantes, a Ucrânia ocupa o 2° lugar, o Uzbequistão o 3° lugar e a Bielorrússia o 6° lugar. Ao mesmo tempo, a Nova Zelândia ocupa o 134.° lugar, a Grã-Bretanha o 139.° lugar, a Austrália o 147.° lugar, a Itália o 156.° lugar, a Dinamarca o 160.° lugar e a Espanha o 163.° lugar (World Health Rankings, 2014).

Figura 9 - Taxa de mortalidade por AVC cerebral ajustada à idade por 100 mil

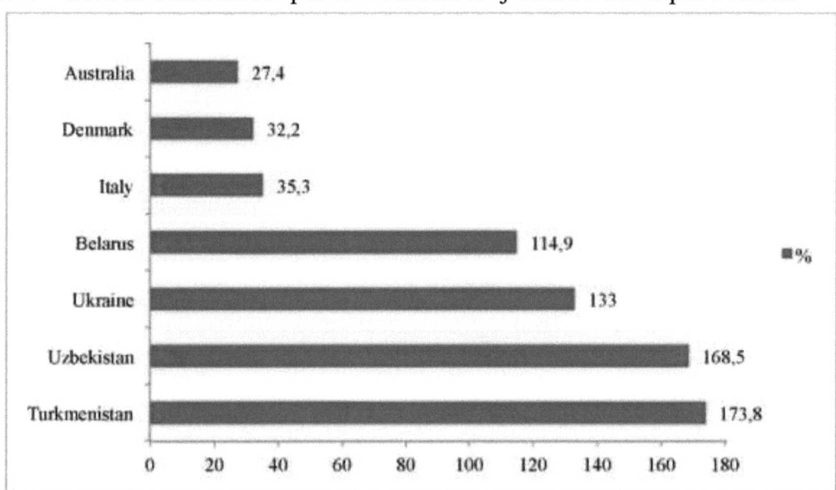

pessoas em alguns países com o modelo de saúde pública (OECD Health Statistics, 2014; World Health Rankings, 2015)

Como mostra a Figura 9, a taxa de mortalidade ajustada à idade por AVC cerebral por 100 mil pessoas no Turquemenistão (173,8) era 6,3 vezes superior à da Austrália (27,4), 5,3 vezes superior à da Dinamarca (32,2) e 4,9 vezes superior à da Itália (35,3) (World Health Rankings, 2014)

A partir dos dados apresentados na figura 10, conclui-se que, nos países pós-soviéticos, as despesas totais de saúde em percentagem do PIB foram significativamente inferiores, especialmente no Turquemenistão (2,2%), em comparação com os países altamente desenvolvidos com o modelo de saúde orçamental.

As despesas públicas com a saúde em percentagem das despesas totais com a saúde nos países pós-soviéticos eram baixas. Por exemplo, no Uzbequistão, este índice era 1,6 vezes inferior (51%) ao da Dinamarca (85,4) (Banco Mundial, 2015).

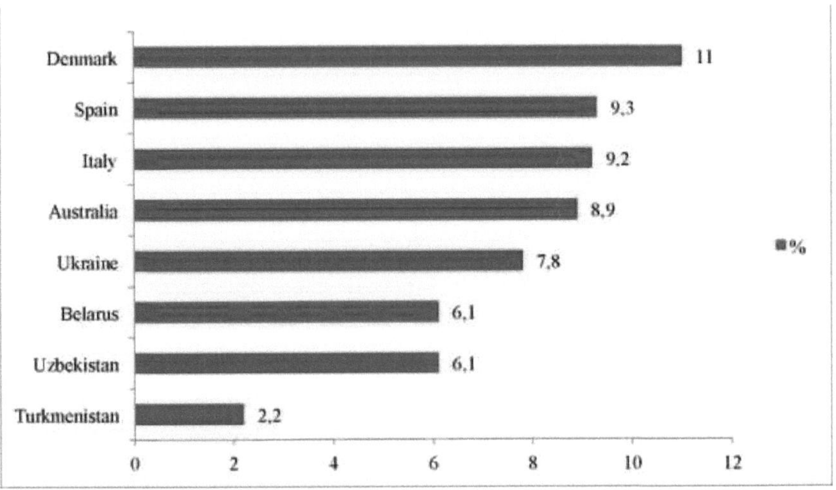

Figura 10 - Total das despesas de saúde em percentagem do PIB (%) em alguns países pós-soviéticos e em países

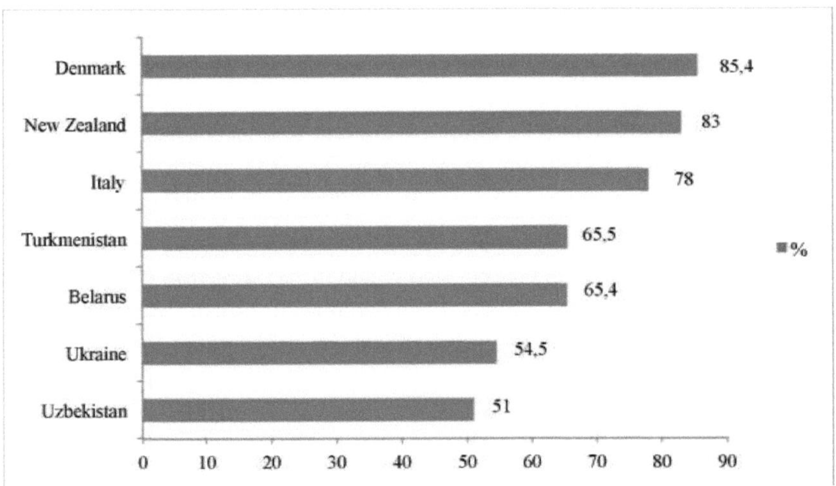

e em países altamente desenvolvidos com o modelo de saúde pública (The World Bank, 2015)

Figura 11 - Despesas de saúde pública como percentagem das despesas totais de saúde em alguns países pós-soviéticos e altamente desenvolvidos com o modelo de saúde pública (Banco Mundial, 2015)

3. **Modelo predominantemente privado.** Este modelo transfere toda a responsabilidade pela saúde para a própria população. Com base no princípio da economia de mercado, o governo transfere tudo para as pessoas, os empregadores e o sector privado e prefere não assumir essa responsabilidade. Este modelo teve lugar nos países onde dominava esta filosofia no século XX. Foi mais evidente nos Estados Unidos.

A caraterística única dos EUA é uma mistura de direitos e responsabilidade pessoal que define a dupla atitude da população deste país em relação à solidariedade social e à responsabilidade pessoal pela saúde (Mariner W., 2008). A ausência de unidade política reflecte a existência de diferentes pontos de vista entre a sociedade sobre a natureza do sistema de saúde.

Uma das opiniões mais difundidas é o ponto de vista segundo o qual cada um deve ser responsável pela sua saúde e pagar pelos serviços médicos, tal como o faz em relação aos bens de consumo comuns (Epstein R., 1997). Outra opinião existente nos EUA diz que a sociedade tem de ser responsável por garantir a todos o acesso aos cuidados de saúde, independentemente da capacidade de pagamento. (Daniels N., 2004).

O antigo Secretário do Tesouro dos Estados Unidos, O'Neil P., tal como refere Wenner D. (2007), considerava que a saúde deveria ser um direito, segundo o qual as pessoas ricas deveriam ajudar aqueles a quem os cuidados médicos são inacessíveis. A maioria dos americanos não pode pagar os serviços médicos, exceto no caso de pequenos procedimentos médicos (Mariner W., 2008). No entanto, vários Estados adoptaram leis para tornar os serviços de saúde acessíveis a todos os residentes (Burton A. et al., 2007; Brodt A. et al., 2007).

Nos Estados Unidos, as tendências em matéria de seguros de saúde reflectem estes dois pontos de vista concorrentes (Blendon R. et al., 2003). Por um lado, há sinais de um movimento no sentido da cobertura universal dos seguros de saúde, o que reflecte a aplicação dos princípios da solidariedade social (Newport F., 2007). Por outro lado, existe uma tendência para aumentar a responsabilidade pessoal pela saúde e pelos seguros médicos (Mariner W., 2004). O aumento contínuo do custo dos serviços médicos pressiona as seguradoras, o governo e os empregadores no sentido da redução das exigências em matéria de cuidados de saúde e da orientação de meios mais consideráveis para os pacientes segurados (Claxton G. et al., 2006).

Ao contrário da solidariedade social, o princípio da responsabilidade pessoal pela saúde baseia-se no facto de que as pessoas são diferentes umas das outras e, por conseguinte, não devem ser responsáveis por aqueles que são diferentes delas (Mariner W., 2008).

Consequentemente, tendo em conta a complexidade da medicina e das doenças, pode haver uma mistura de universalidade com um certo grau de responsabilidade pessoal na cobertura dos cuidados de saúde (Mariner W., 2008). Por exemplo, algumas doenças e serviços médicos podem ser cobertos com base na solidariedade social e a prestação de outros serviços e o tratamento com base no princípio da responsabilidade pessoal. Deste ponto de vista, é razoável que as pessoas que são regularmente rastreadas para detetar a presença de hipertensão e hipercolesterolemia e que praticam exercício físico tenham descontos no pagamento dos prémios de seguro. Os doentes que tomam medicamentos exatamente como prescritos pelo médico devem pagar menos. Os não fumadores, que não sofram de diabetes, devem beneficiar de benefícios semelhantes para pagar os serviços médicos. Por outro lado, as pessoas com hábitos pouco saudáveis ou comportamentos de risco específicos devem pagar a maior parte dos custos dos serviços médicos.

No final do século XX, tornou-se óbvio que este modelo também tem raízes no passado.

Em março de 2010, o Presidente Obama assinou a lei Patient Protection and Affordable Care Act. Esta lei aprovou uma reforma geral do sistema de seguros e dos cuidados de saúde nos Estados Unidos.

As principais orientações da lei incluem as seguintes medidas:

- distribuição do programa Medicaid a todas as pessoas com rendimentos inferiores a 133% do nível de pobreza federal,
- criação de um seguro estatal ou regional para os particulares e as pequenas empresas,
- subsídios para segurar indivíduos com rendimentos baixos e médios-baixos, e impostos sobre empréstimos a pequenas empresas,
- a eliminação dos co-pagamentos para os serviços preventivos e imunizações recomendados,
- determinar a estratégia em que os indivíduos devem ter um seguro e uma proposta comercial,
- uma determinada série de estratégias para regular os seguros, as garantias e o nível das comunidades,
- criar o Patient-Centered Outcomes Research Institute, PCORI (Instituto de Investigação dos Resultados Centrados no Paciente) para investigar o "custo-benefício"
- criar o Center for Medicare and Medicaid Innovation para desenvolver e testar modelos de pagamento destinados a melhorar a qualidade e a reduzir os custos,
- criar o Independent Payment Advisory Board com o mandato de reduzir as despesas da Medicare através da reforma dos pagamentos
- estabelecer um programa de separação económica no âmbito do Medicare para as ACO, que assumirão a responsabilidade de melhorar a eficácia dos cuidados de saúde para determinados grupos da população, com a obtenção de qualidade,
- aumentar o pagamento dos cuidados de saúde primários através do Medicare e do Medicaid,

- expansão do financiamento federal dos centros de saúde comunitários para pessoas com baixos rendimentos e não seguradas.

A Lei Americana de Recuperação e Reinvestimento de 2009 também identificou uma série de investimentos significativos no sistema de cuidados de saúde, incluindo um aumento a curto prazo dos fundos do Medicaid e subsídios aos desempregados para que se mantenham como segurados. Os investimentos foram também direcionados para acelerar a utilização das tecnologias de informação e comunicação e para a investigação da relação custo-benefício.

4. Modelo misto de cuidados de saúde

Segundo a OMS (2010), os "modelos puros de Bismarck, Semashko ou Beveridge" praticamente não existem no mundo. Os modelos mistos de cuidados de saúde tomam o seu lugar. Este facto é claramente demonstrado pelos dados sobre os mecanismos de financiamento dos sistemas de saúde em 15 países altamente desenvolvidos do mundo, apresentados no Quadro 3.

Quadro 3 - Fontes de financiamento em países de elevado rendimento, maioritariamente com seguros ou modelos de cuidados de saúde públicos (The Commonwealth Fund, International Profiles of Health Care Systems, 2015)

País	Fontes de financiamento
Austrália	Receitas fiscais gerais; imposto sobre o rendimento com afetação específica
Inglaterra	Receitas fiscais gerais (inclui contribuições para seguros relacionados com o emprego)
Alemanha	Imposto sobre os salários afetado aos empregadores/trabalhadores; receitas fiscais gerais
Dinamarca	Imposto sobre o rendimento com afetação específica
Itália	Impostos nacionais reservados às empresas e ao valor acrescentado; receitas fiscais gerais e receitas fiscais regionais
Canadá	Receitas fiscais gerais provinciais/federais
Países Baixos	Imposto sobre os salários; prémios de seguro com base na comunidade; receitas fiscais gerais
Nova Zelândia	Receitas fiscais gerais
Noruega	Receitas fiscais gerais, impostos nacionais e municipais
Singapura	Receitas fiscais gerais
EUA	Medicare: imposto sobre os salários, prémios, receitas fiscais federais; Medicaid: receitas fiscais federais e estatais
França	Imposto sobre o rendimento e sobre os salários afectados ao empregador/empregado; receitas fiscais gerais, impostos afectados
Suécia	Principalmente receitas fiscais gerais obtidas pelos conselhos municipais; algumas receitas fiscais nacionais
Suíça	Prémios de seguro com cotação comunitária; receitas fiscais gerais
Japão	Receitas fiscais gerais; contribuições de seguros

Como se pode ver no Quadro 3, apenas 5 dos 15 países de elevado rendimento (Dinamarca, Canadá, Noruega, Singapura e Suécia) têm uma única fonte de financiamento do sistema de saúde, nomeadamente a tributação geral ou o rendimento da tributação geral. Nos outros 10 países, as fontes de financiamento do sistema de saúde são diversificadas. Por exemplo, na Alemanha e em França, o sistema de cuidados de saúde é financiado não só por impostos específicos sobre a entidade patronal/trabalhador e sobre os salários, mas também por receitas provenientes da tributação geral e de impostos específicos.

Nos países em que predomina o modelo de saúde pública, existem planos de seguro de saúde privado. Na Austrália, 50% dos cidadãos estão a comprar programas de seguros adicionais e de dotação para obter tratamento em hospitais privados ou clínicas dentárias e serviços oftalmológicos. 11% da população de Inglaterra adquire um programa de seguro de saúde adicional para ter acesso fácil a tratamentos electivos em hospitais privados. Na Dinamarca, 40% dos cidadãos adquirem um programa de seguro de saúde de dotação para fisioterapia e acesso a prestadores de cuidados de saúde privados.

Quadro 4 - Propriedade dos prestadores de cuidados de saúde nos países de elevado rendimento e, sobretudo, modelo de seguro ou de cuidados de saúde públicos (The Commonwealth Fund, International Profiles of Health Care Systems, 2015)

País	**Cuidados primários**	**Hospitais**
Austrália	Privado	Público (~65% das camas), privado (~35%)
Inglaterra	66% privado	Maioritariamente públicos, alguns privados
Alemanha	Privado	Público (~50% das camas); privado sem fins lucrativos (~33%); privado com fins lucrativos (~17%)
Dinamarca	Privado	Quase todos os serviços públicos
Itália	Privado	Maioritariamente públicas (~80% das camas), algumas privadas (~20%)
Canadá	Privado	Mistura público/privado (as proporções variam consoante a região), maioritariamente sem fins lucrativos
Países Baixos	Privado	Maioritariamente privado, sem fins lucrativos
Nova Zelândia	Privado	Principalmente públicos, alguns privados
Noruega	Privado	Quase todos os hospitais públicos, alguns privados sem fins lucrativos, alguns com fins lucrativos, que oferecem apenas tratamentos electivos
Singapura	Maioritariamente privado	Principalmente público, 20%-30% privado com base na atividade
EUA	Privado	Mistura de organizações sem fins lucrativos (~70% das camas), públicas (~15%) e com fins lucrativos (~15%)
França	Privado	Maioritariamente públicas (67% da capacidade), algumas privadas com fins lucrativos (25%) e privadas sem fins lucrativos
Suécia	Misto	Quase todos públicos, alguns privados com e sem fins lucrativos
Suíça	Privado	Principalmente público ou privado subsidiado pelo Estado, alguns privados
Japão	Maioritariamente privado	Principalmente privadas sem fins lucrativos (~80% das camas), algumas públicas (~20%)

Dos dados apresentados na tabela 4, conclui-se que em 13-15 países de rendimento elevado as organizações de CSP são privadas. Apenas a Inglaterra e a Suécia têm organizações de CSP privadas e públicas. Os hospitais de todos os 15 países analisados têm padrões mistos de propriedade.

Assim, a história dos modelos de sistemas de saúde é curta - início no século XIX - florescimento no século XX - início da transformação no século XXI. O seu estudo é importante para compreender os mecanismos internos da formação dos sistemas de saúde, e para ver a lógica do desenvolvimento.

Atualmente, podemos constatar as seguintes regularidades:

1) A história dos sistemas de saúde está rigidamente ligada à história do Estado e reflecte o sistema de pontos de vista e ideias sobre a prestação de cuidados de saúde à população.

2) A globalização apaga as fronteiras entre os modelos de cuidados de saúde existentes e, atualmente, não existe praticamente nenhuma forma pura de qualquer um dos modelos acima referidos (Bismarck, Semashko e Beveridge).
3) Os desafios do século XXI exigem não só a sinergia dos melhores modelos, mas também repensar todo o processo de cuidados.

- A análise mostra que, em meados do século XX (quase nos 50-60 anos da história mundial), foi criado o sistema de cuidados de saúde, constituído pelas seguintes componentes inter-relacionadas:
- Cuidados hospitalares;
- Cuidados de saúde primários (em diferentes modelos de desenvolvimento);
- Serviços de apoio e infra-estruturas;
- Formação de pessoal (médicos nas universidades, escolas de enfermagem);
- Ciência e inovação médica.

Ao mesmo tempo, a gestão da saúde está a desenvolver-se rapidamente. A conquista da medicina ocidental foi a divisão e o desenvolvimento da medicina sob a forma de serviços, serviços médicos e separadamente - serviços de bem-estar. Os médicos e os enfermeiros começaram a ocupar-se apenas dos serviços médicos, o sistema de saúde - desenvolvimento de novas tecnologias e qualidade dos cuidados.
No final do século XX, foi dada grande atenção ao desenvolvimento e melhoria dos CSP. Surgiram as tecnologias de controlo de doenças, a eficiência dos recursos financeiros e humanos, a focalização na população e a integração com organizações não governamentais.
Ao mesmo tempo, também se melhorou a educação para a saúde (educação orientada para as competências, utilização de novas tecnologias na educação) e a ciência médica (desenvolvimento e aplicação de uma medicina baseada em provas, integração de novos domínios: nanotecnologia, biotecnologia, métodos genéticos, etc.).
Assim, literalmente na encruzilhada dos séculos XX e XXI, a medicina sofreu uma mudança fundamental.

O que caracteriza o melhor sistema de saúde?

Concluímos o ciclo de trabalhos: "Reforma dos sistemas de saúde no mundo (2012)," Sistema político e cuidados de saúde "(2012)," O modelo ideal de cuidados de saúde: mitos e realidade "(2014). Todos os livros foram publicados em língua russa na editora Palmarium Academic Publishing (Alemanha). Nestes estudos, tentámos determinar o melhor modelo de cuidados de saúde modernos.

Principais resultados da análise

O estudo dos sistemas de saúde, que ocupou o primeiro lugar na classificação da

Bloomberg (Singapura, Itália, Austrália, etc.) das nações mais saudáveis, revelou as seguintes caraterísticas gerais e universais:

1. Estes países pertencem ao grupo dos Estados com fortes garantias sociais.
2. Prioridades e estratégias para o desenvolvimento dos cuidados de saúde nestes países com base numa avaliação periódica do peso global das doenças e das lesões DALY.
3. O coeficiente de saúde ótimo nestes países é elevado.
4. Os CSP são uma prioridade máxima do desenvolvimento dos cuidados de saúde no país e traduzem-se numa percentagem elevada do número total de médicos de clínica geral e no financiamento dos CSP no orçamento total da saúde.
5. Gestão eficaz do Estado, "sensível" à APS e aos cuidados ambulatórios,
6. Desenvolvimento e implementação de orientações clínicas nacionais baseadas em medicina comprovada, a fim de melhorar não só a qualidade do diagnóstico, tratamento e prevenção, especialmente das doenças "sensíveis" aos CSP e aos cuidados ambulatórios, como também melhorar a eficiência económica do sistema de saúde.
7. Redução significativa dos internamentos, que podem prevenir e gerir doenças "sensíveis" aos CSP e aos cuidados ambulatórios.

No nosso livro "O modelo ideal de cuidados de saúde", mostrámos que a formação de um modelo "ideal" de cuidados de saúde está mais próxima do mito do que da realidade. Verificou-se que a percentagem de médicos de clínica geral (médicos de família) em relação ao número total de médicos do país; na Suécia (42%), em Cuba (47%) e na Austrália (49,8%) está muito próxima do número "ideal" 50. A Espanha também ultrapassou um marco histórico. Neste país, a percentagem de médicos de clínica geral (médicos de família) em relação ao número total de médicos atingiu 56,8% (Figura 12).

Quanto à parte do financiamento dos CSP em percentagem do orçamento total da saúde, no Canadá foi de 33%, no Japão - 34%, na Bielorrússia - 35%, em Cuba - 38%, e em Itália atingiu 47%, muito perto dos desejados 50% (Figura 13).

Todos os índices e programas acima referidos são "sensíveis" aos CSP, a disponibilidade de tecnologia adequada sob a forma de diretrizes clínicas (protocolos), programas de redução de internamentos injustificados ocorrem em todos os sistemas e a sua realização conduz a uma elevada eficiência do sistema de saúde sob a forma de redução da mortalidade e morbilidade e, em regra, aumento da esperança de vida

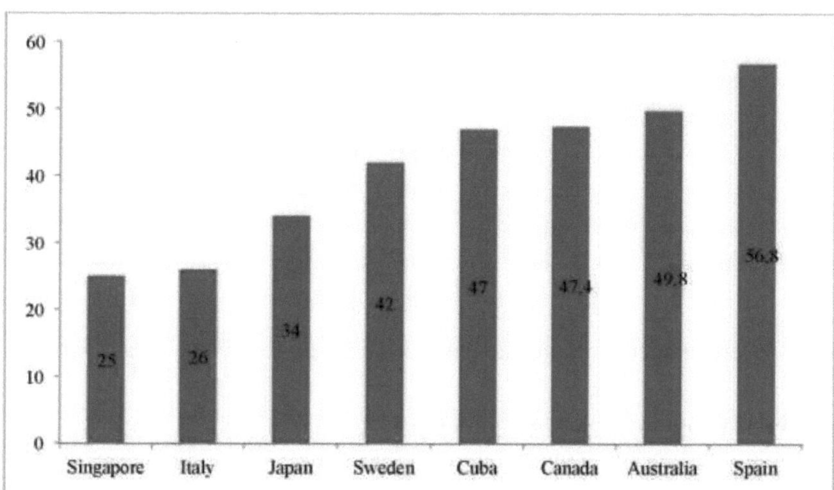

esperada.

Figure 12 - Percentagem de médicos de clínica geral em relação ao número total de médicos em certos países do mundo

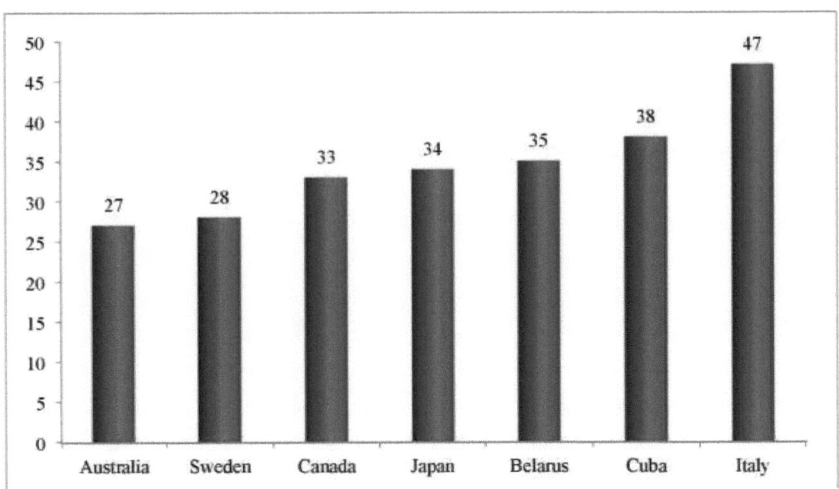

Figure 13 - Percentagem do financiamento dos CSP em relação ao orçamento geral da saúde em
alguns países do mundo

Com base no que precede, consideramos que as principais caraterísticas do modelo "ideal" de cuidados de saúde são

1. Pode ser criado no Estado com fortes garantias sociais;
2. Prioridades e estratégias nacionais para o desenvolvimento dos cuidados de saúde com base na avaliação periódica do peso global das doenças e das lesões DALY;
3. Elevado coeficiente de cuidados de saúde óptimos neste país;
4. Os CSP são uma das principais prioridades do desenvolvimento dos cuidados de saúde e traduzem-se numa elevada percentagem do número total de médicos de clínica geral no país e no financiamento dos CSP e dos cuidados ambulatórios;
5. O país impôs uma gestão eficaz do Estado, que é "sensível" aos cuidados de saúde primários e ambulatórios;
6. Estão a ser desenvolvidas e implementadas no país orientações clínicas nacionais baseadas na medicina da evidência, para melhorar não só a qualidade do diagnóstico, tratamento e prevenção, especialmente das doenças "sensíveis" aos CSP e aos cuidados ambulatórios, mas também para melhorar a eficiência económica do sistema de saúde;
7. Graças a uma gestão eficaz da doença, "sensível" aos CSP e aos cuidados ambulatórios, o país consegue uma redução significativa dos internamentos, que podem ser evitados, bem como uma redução da mortalidade prematura "suplementar";
8. Este sistema apercebe-se facilmente das inovações da ciência e da tecnologia médicas;
9. A base fundamental deste modelo é a sensibilização e o envolvimento do público nas questões de proteção e promoção da saúde.

Assim, a análise dos melhores sistemas de cuidados de saúde mostra que existem índices "universais" comuns de atividade como:

1. Os cuidados de saúde primários desempenham um papel fundamental na proteção e promoção da saúde da população, sendo aqui afectados recursos (humanos e financeiros);
2. Os melhores sistemas de cuidados de saúde funcionam com base em prioridades, que foram desenvolvidas tendo em conta o peso da doença;
3. Cada país define por si próprio os Estados "sensíveis" aos CSP para a sua gestão eficaz
4. Para todas as principais classes de doenças foram desenvolvidas diretrizes clínicas relevantes (protocolos) de diagnóstico, tratamento e prevenção;
5. Presta muita atenção à redução dos internamentos não razoáveis.

As coisas mais importantes são:

- No século XX, começou a formar-se o sistema de cuidados de saúde completo, que no final, a exemplo dos melhores modelos, se tornou um sistema de cuidados de saúde universal único e global
- A rosa dos sistemas nacionais separados. Este modelo é um sistema global, tem princípios e valores únicos, comuns e universais e unifica gradualmente os sistemas individuais, no início do século XIX transformou-se num fenómeno universal e mundial.

PARTE 3. INDICADORES BÁSICOS DO SISTEMA DE CUIDADOS DE SAÚDE

CARACTERÍSTICAS BÁSICAS DO SISTEMA DE SAÚDE MUNDIAL

Considerando o sistema global de cuidados de saúde como uma unidade única, utilizámos uma abordagem ampla (Figura 14)

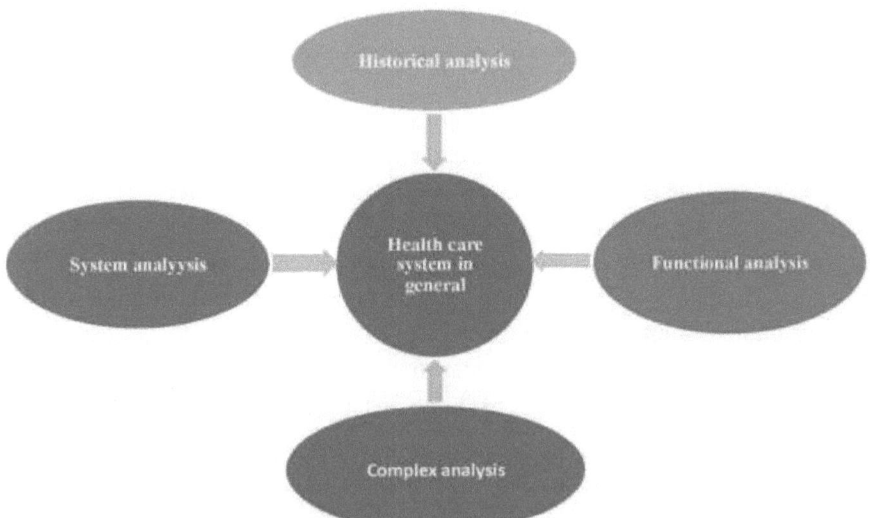

Figura 14 - Abordagens para o estudo do sistema de saúde, principais resultados desta análise

3) A análise histórica - pesquisa da organização no tempo, à qual pertence efetivamente a história e revela regularidades de transição de uma condição para outra. Acima mostrámos a evolução dos cuidados hospitalares e ambulatórios. Por exemplo, a ideia de hospitais na Ásia Menor, emprestada pelos cruzados, passou por fases de hospital monástico, mudanças públicas e sociais e transformou-se em centros modernos de prestação de cuidados hospitalares altamente qualificados.

Do mesmo modo, desenvolveu-se a assistência ambulatória: da medicina episódica à "medicina universitária" e aos modernos centros de cuidados de saúde. Ao mesmo tempo, a história da medicina, como dissemos acima, repete completamente a história do desenvolvimento da sociedade dos países e da Europa, as fases de transição do feudalismo para a moderna sociedade capitalista altamente industrializada.

4) Análise funcional - consideração das posições funcionais das organizações. Revelação da sua integridade funcional e leis de funcionamento. A análise mostra a evolução das obrigações funcionais do sistema de saúde ao longo do tempo. Por exemplo, os CSP, numa fase inicial, eram responsáveis apenas pelos pedidos dos doentes urgentes e emergentes e, no final do século XX, na declaração de Almaty,

foram levantadas questões sobre a formação e o reforço da saúde a nível intersectorial e interministerial.

O sistema de saúde atual é uma construção versátil e sofisticada, responsável por a saúde de uma pessoa desde a sua conceção até à sua morte.

5) Abordagem sistémica - estudo de uma organização como um sistema completo, identificando vários tipos de comunicação e combinando-os numa única unidade. Neste caso, vemos ligações estreitas entre os tipos de cuidados médicos. Por exemplo, os cuidados ambulatórios são regulados através de centros de cuidados de saúde que trabalham com a população, clínicas, autoridades municipais (linha da frente) e, como guardiões, regulam o encaminhamento dos doentes para os hospitais (linha de trás), fornecem (linha do meio) o tratamento no centro, o acompanhamento, incluindo a reabilitação (médica, social, psicológica) a 80% da população abrangida.

6) Análise complexa - revelação de novas propriedades das organizações através do estudo em termos de interdisciplinaridade numa junção de várias ciências. A análise mostra que a prestação de cuidados ambulatórios e hospitalares não pode existir sem uma política de pessoal. O desenvolvimento rápido das tecnologias educativas (sistema de crédito, formação interactiva, mobilidade académica, equipamento duplo e muito mais) obriga a prestar uma atenção especial à formação de médicos, enfermeiros e técnicos. No nosso século - o século da ciência, especialmente da medicina. E muitas coisas (até 80% das inovações) vêm de sectores vizinhos e próximos (genética médica, nanotecnologia, biotecnologia, etc.), enriquecendo e complicando o diagnóstico, o tratamento e a reabilitação dos doentes. Atualmente, o papel especial é definido em cooperação com as ciências sociais (o mercado, o estudo dos recursos humanos, a comunicação com os institutos sociais, com o Estado, com a sociedade). Nos últimos 50 anos, foi dada muita atenção à gestão e às várias tecnologias das actividades organizacionais.

Assim, no século XX, surgiu um tipo único e global de cuidados de saúde. A estrutura interna pode ser resumida da seguinte forma.

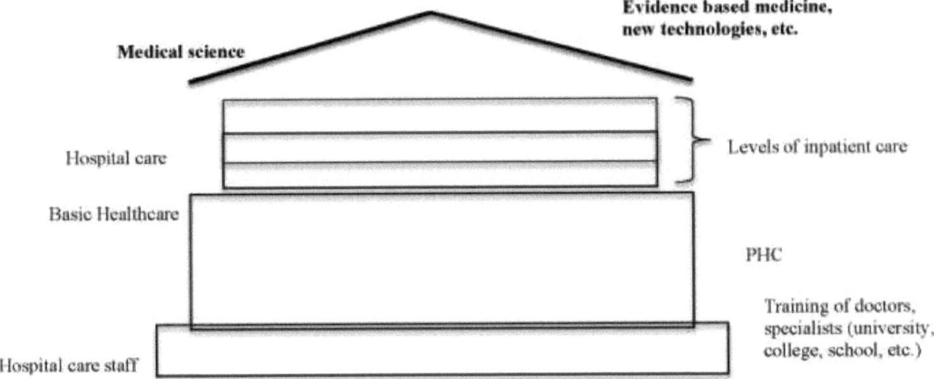

Figura 15- O sistema geral de cuidados de saúde

Como mostra a figura 15, variando de país para país em função das proporções e dos rácios das partes desta "casa", o sistema de cuidados de saúde é universal e, sob esta forma, vive em muitos países. Como não existem "casas" idênticas, não existem modelos idênticos de sistemas de cuidados de saúde no mundo.

Mas, de um modo geral, hoje podemos dizer que, historicamente e funcionalmente, surgiu um sistema de saúde universal e complexo, que é a principal conquista do século XX.

TEORIA E PRÁTICA DOS CUIDADOS DE SAÚDE

Nas secções anteriores, provámos (historicamente, funcionalmente) o tipo de sistema de cuidados de saúde "universal" que se desenvolveu no início do século XXI.

Este sistema ultrapassa o âmbito do seu ramo e, neste século, tem de responder às novas necessidades da população à luz dos novos desafios da humanidade.

Hoje em dia, mais de 2/3 da taxa de mortalidade da população na maioria dos países desenvolvidos e em desenvolvimento são causados por doenças como as doenças do sistema circulatório, o cancro, a doença, as lesões, o envenenamento e os acidentes.

Assim, de acordo com a taxa de mortalidade total na Austrália, em primeiro lugar estão as doenças do aparelho circulatório (31%). Seguem-se o cancro (29%), as doenças crónicas não transmissíveis (21%) e as lesões (6%). Em geral, as doenças crónicas não transmissíveis determinam 91% das causas de morte. Quanto às doenças infecciosas, as causas pré-natais, os problemas associados à maternidade e à nutrição, representam apenas 3% das mortes (WHO NCD Profile, Australia, 2014) (Figura 16)

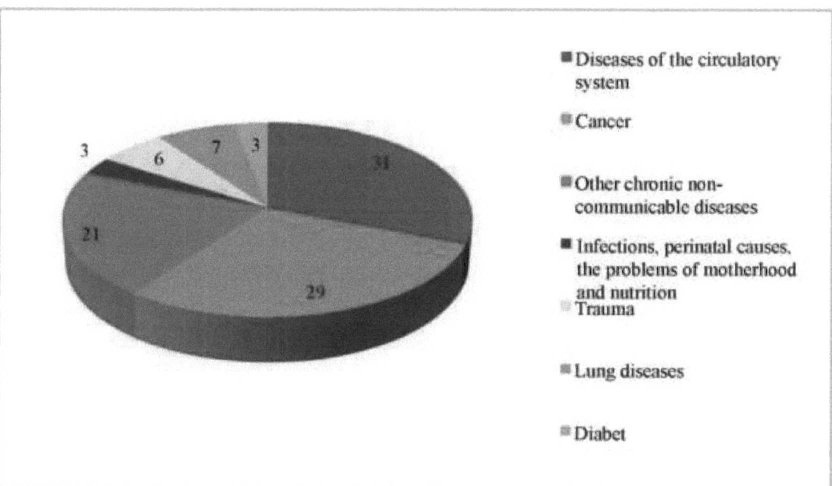

Figura 16 - A estrutura da taxa de mortalidade total da população da Austrália em percentagem (todos os grupos etários, ambos os sexos) (WHO NCD Profile, Austrália, 2014)

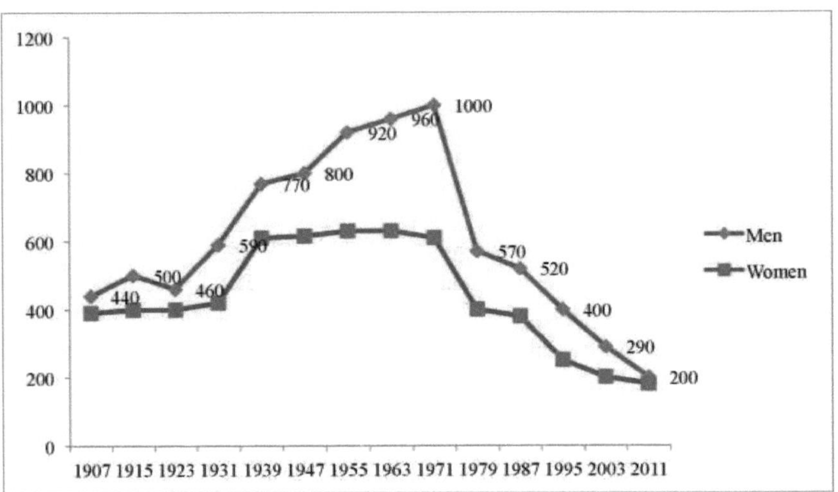

Figura 17 - Tendências de longo prazo do indicador de mortalidade por doenças do aparelho circulatório por 100 mil habitantes da Austrália, segundo o género, anos de 1907-2011 (AIHW, 2014)

Estas doenças já estão suficientemente resolvidas pelo conhecimento moderno dos factores de risco do seu desenvolvimento (tabagismo, abuso de álcool, alimentação irracional, baixa atividade física e outros) e pelas tecnologias existentes para a sua prevenção

A experiência dos EUA e dos países europeus desenvolvidos provou a possibilidade de reduzir a taxa de mortalidade por estas doenças em média para 30%, afectando os factores de risco bem conhecidos.

Como mostra a Figura 17, na Austrália, durante 40 anos, a taxa de mortalidade por doenças cardiovasculares foi reduzida em 5 vezes (de 1000 por 100 mil pessoas em 1971 para 200 por 100 mil pessoas em 2011) (AIHW, 2014).

Doenças relacionadas com o comportamento humano de alto risco

Quanto menor for a regulamentação neste domínio (educação, acesso a preservativos, luta contra o tráfico de droga e a toxicodependência), mais visíveis são os prejuízos diretos e indirectos para o desenvolvimento da sociedade. A experiência dos países desenvolvidos mostra a possibilidade de ultrapassar estes problemas através da mobilização de toda a sociedade e da formação de um estilo de vida seguro. No entanto, nos países em desenvolvimento de África, a mortalidade causada pelo VIH/SIDA é ainda extremamente elevada. Assim, o Zimbabué ocupa o 1º primeiro lugar no mundo na taxa de mortalidade padronizada por idade por 100.000 habitantes (1134,0). Ao mesmo tempo, por exemplo, em Espanha, o índice é de apenas 1,77 (World Health Rankings, 2014)

(Figura 18). O VIH/SIDA e a toxicodependência são doenças sexualmente

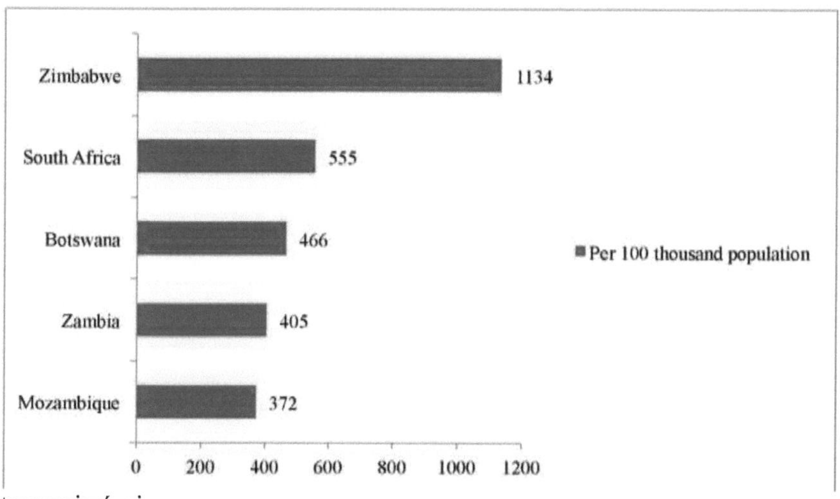

transmissíveis.

Figura 18 - Taxa de mortalidade por VIH/SIDA padronizada por idade por 100.000 habitantes no

Zimbabué e países vizinhos (World Health Rankings, 2014)

Doenças relacionadas com a destruição do habitat humano

Atualmente, já podemos falar das consequências do ecocídio nos países pós-soviéticos, na zona de Aral e na zona de ensaios nucleares de Semipalatinsk.

Amanhã podemos falar de mudanças globais na ecologia, de proteção ambiental da população ao nível das regiões, áreas e cidades.

Esta orientação da OMS está a tornar-se um dos programas de desenvolvimento intersectorial mais prioritários.

Doenças ligadas à migração, conflitos sociais

Basicamente, estas doenças podem ocorrer em grupos sociais e vulneráveis da população (tuberculose, infecções, doenças relacionadas com a alimentação, problemas psicológicos e outros). Alterando a estrutura tradicional de morbilidade e mortalidade da população, estas doenças vão exigir novos esforços não só ao nível dos cuidados de saúde, mas também ao nível da localização e da prevenção da propagação de doenças.

A Serra Leoa ocupa o 1º lugar no mundo em termos de taxas de mortalidade padronizadas por idade causadas pela tuberculose (230,1), e na Austrália, Reino Unido, Itália e Estados Unidos a tuberculose não está incluída na lista das 50 principais causas de morte (World Health Rankings, 2014).

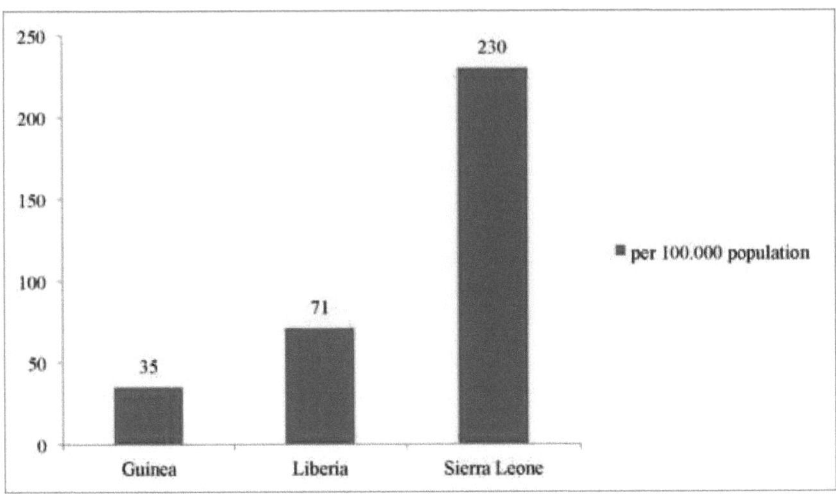

Figura 19 - Taxa de mortalidade padronizada por idade por 100.000 habitantes causada por tuberculose na Serra Leoa e países vizinhos (World Health Rankings, 2014)

Doenças, até então desconhecidas pela ciência

Aparentemente, o problema do VIH/SIDA é um dos primeiros de uma série de doenças e condições novas e desconhecidas para os dias de hoje. A sua luta exige uma cooperação internacional e o controlo da situação.

Assim, a sociedade do século XXI enfrenta novos desafios no domínio dos cuidados de saúde e, para a sua resolução adequada, necessita de uma política governamental e de um modelo de sistema de saúde apropriados.

Os contornos dos cuidados de saúde globais

Com base nas disposições estratégicas da OMS, é óbvio que o novo modelo organizacional do sistema de saúde deve combinar pelo menos as seguintes actividades:

1. Cuidados clínicos;
2. Actividades de prevenção médica;
3. Orientações sanitárias e epidemiológicas;
4. O desenvolvimento dos recursos humanos;
5. A autossuficiência financeira;
6. Cooperação intersectorial;
7. Participação ativa da população na proteção e promoção da saúde.

Entre estes desafios, há novos objectivos que não podem ainda ser resolvidos no sistema de saúde existente.

Um dos principais objectivos é criar compromissos intersectoriais no domínio dos cuidados de saúde.

Há tentativas em sectores dos quais depende em grande medida a saúde.

- Educação - a estrutura definitiva da morbilidade e da mortalidade é predeterminada, como é sabido, pelo nível de educação. As pessoas com níveis de educação mais elevados são muito mais susceptíveis de ter oportunidades em termos de saúde física, moral e mental;
- Indústria - no caso de não proporcionar uma política laboral razoável e o desenvolvimento humano e o bem-estar da população, este fator torna-se uma causa direta da poluição ambiental e do agravamento da saúde. O objetivo da cooperação na compreensão é que a saúde é uma área rentável para investir e, através disso, melhorar a eficiência e a rentabilidade das empresas industriais;
- Agricultura e indústria alimentar - é evidente que os alimentos são essenciais para apoiar a saúde e o bem-estar dos cidadãos, mas há uma influência crescente do complexo agroquímico no ambiente;
- Transportes - os acidentes rodoviários são uma causa crescente de morte; o sector tem de desempenhar um papel de liderança na melhoria da qualidade do ar, na redução da poluição sonora e da poluição ambiental:
- Ecologia - proteção do ambiente, criação de mecanismos para a sua proteção, incluindo impostos, licenças para a descarga de poluentes, poluição atmosférica transfronteiriça, água, o papel da energia deve ser parte integrante da política de saúde pública;
- Segurança social - solução conjunta dos problemas de saúde associados à pobreza, ao desemprego, aos problemas sociais, ao reforço da família, aos cuidados infantis, à saúde da mulher e da família, tudo isto exige a integração de esforços.
- Meios de comunicação social - cooperação na formação de opiniões, comportamentos, distribuição de informações relacionadas com a saúde, controlo da publicidade e dos fabricantes de produtos alimentares não saudáveis (destilarias, indústria tabaqueira), tudo isto constitui a lista principal de problemas comuns.

Assim, o sistema de cuidados de saúde do novo século, num círculo de problemas, deve ultrapassar os quadros das formas actuais e passar para o nível intersectorial, para mobilizar todas as estruturas, ministérios e departamentos interessados da política de saúde.

Na nossa opinião, chegou a altura de resumir a prática da Organização da Saúde a nível global e a nível de cada país, e discutir a abordagem baseada em provas da teoria da Organização da Saúde na resolução dos problemas da política de saúde.

Política de saúde no século XIX

A base para a construção de sistemas de saúde, na nossa opinião, não deve ser a

experiência empírica, mas sim as necessidades primárias da política de saúde da população.
A experiência mostra que a maioria dos sistemas de saúde já desenvolveu as principais orientações da saúde pública.
No documento da OMS "Saúde 21 - Saúde para todos no século XXI" define-se como meta constante o facto de todas as pessoas poderem explorar plenamente o seu "potencial de saúde". São definidos dois objectivos principais: 1) a promoção e a proteção da saúde humana ao longo de toda a vida e 2) a redução da prevalência e do sofrimento causado pelas principais doenças e lesões.
A definição da OMS desenha três domínios principais da política de saúde - preservação da saúde, promoção da saúde e desenvolvimento da saúde. Esquematicamente, pode ser representada da seguinte forma (Figura 20):

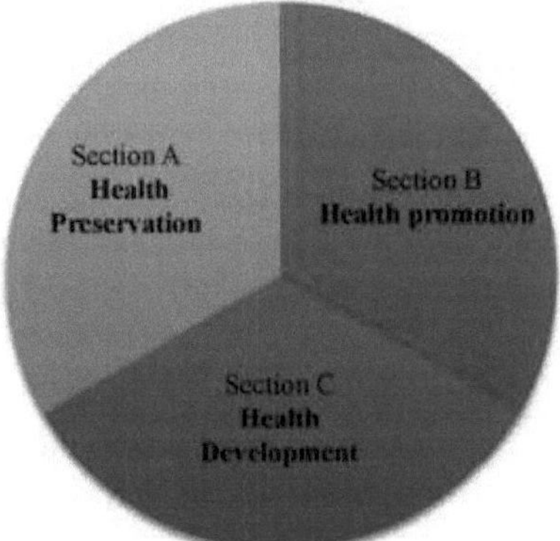

Figura 20 - A estrutura dos principais domínios da política de saúde
O complexo destas **três** partes constitui, na nossa opinião, uma política de saúde moderna.
Se traçarmos o desenvolvimento evolutivo dos cuidados de saúde a nível mundial, podemos determinar que o principal desenvolvimento pertenceu e continua a pertencer ao sector A. Como se depreende dos dados acima referidos, isso deveu-se a várias razões: a elevada incidência de doenças infecciosas até à pandemia, a elevada taxa de mortalidade, a insalubridade, as primeiras tentativas de sistematizar os processos de gestão da morbilidade e da mortalidade, os sistemas de saúde e a criação de outros. Os esforços no domínio da saúde visavam, antes de mais, melhorar os cuidados médicos, ou seja, a preservação da saúde em caso de ameaça de perda.
No final do século XX, a doença começou a emergir para a linha da frente, resultante das alterações do estilo de vida das pessoas, as chamadas "doenças da civilização". Estes desafios identificaram novas abordagens aos cuidados de saúde, em que as abordagens prioritárias passaram a ser a prevenção da doença e a promoção da saúde, ou seja, o desenvolvimento do sector B. Note-se que nestes sectores é utilizada uma

abordagem nosológica; o ponto de foco dos sistemas de saúde é a doença e não a saúde. Isto decorre do objetivo destas áreas - a prevenção da doença ou a cessação da mesma, a cura da doença. Na nossa opinião, é tempo de dizer que a melhoria da saúde pública é o principal objetivo da política de saúde e que, para além do desenvolvimento dos dois sectores acima referidos, o desenvolvimento deve pertencer ao sector C - desenvolvimento da saúde. O desenvolvimento da saúde parece-nos ser um aumento dos recursos humanos - capacidade individual do indivíduo para resistir às influências nocivas do ambiente e melhorar a qualidade e a duração da vida ativa. O desenvolvimento da saúde vai além da ideia simplista de imunidade aos agentes patogénicos, considera a capacidade do corpo humano de resistir a factores mais amplos do que a luta contra os factores de risco que causam as doenças comuns, como a aterosclerose, a diabetes e outros factores de risco.

A avaliação da saúde vai além da contabilização das doenças, da identificação dos seus sintomas e dos factores de risco. Antes de mais, requer avaliações e medições da saúde humana, tal como foram previamente avaliadas e diagnosticadas. A qualidade da saúde da população deve ser utilizada para melhorar a saúde pública e o desenvolvimento.

Assim, o desenvolvimento moderno da sociedade define novas abordagens para a gestão dos cuidados de saúde. A medicina, na nossa opinião, deve passar do tratamento e da prevenção das doenças para os problemas de manutenção e aumento do desempenho da saúde humana através do desenvolvimento dos seus recursos potenciais.

Hoje em dia, infelizmente, o sector está na sua infância, ocupando uma pequena fração da política de saúde devido à sua subestimação dos organizadores da saúde. A correlação dos sectores acima mencionados numa política de saúde única agregada é apresentada na Figura 21.

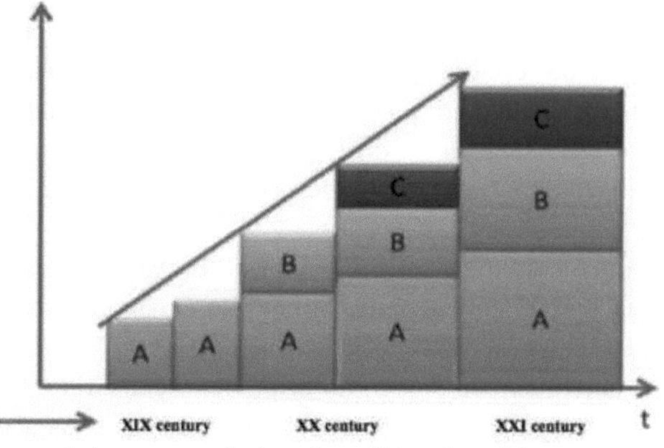

Figura 21 - Desenvolvimento evolutivo da política de saúde

Como se pode ver na Figura 21, a política de saúde deve refletir o desenvolvimento de toda a sociedade, a evolução dos pontos de vista e o desenvolvimento da saúde. E, à vista da política, tem de haver um desenvolvimento idêntico e harmonioso dos 3 sectores. Assim, independentemente do nível de desenvolvimento do país, uma política de saúde bem sucedida deve centrar-se no desenvolvimento equivalente dos três sectores, que é ditado pelo curso do desenvolvimento de toda a saúde global.

Conteúdo e estrutura dos componentes da política de saúde Como já foi referido, a política de saúde moderna deve consistir nos sectores A, B e C. Secção A - uma rede formada de instituições de cuidados de saúde. O seu principal objetivo: a preservação da saúde em caso de ameaça real para a saúde humana (cuidados de patologia cirúrgica aguda, doenças infecciosas agudas, etc.). O núcleo e a direção predominante deste sector é a medicina clínica no sentido atual.

Historicamente, o sector A desenvolveu-se ao longo do último século e representa praticamente um sistema de cuidados de saúde, um complexo de Integridade Pública e de especificidade diferente para a organização e funcionamento, que inclui uma rede complexa organizada de instituições médicas e governamentais, unidas por um objetivo - satisfazer as necessidades da população em serviços de saúde.

Atualmente, o sector A tem um enorme potencial no diagnóstico e tratamento das doenças mais complexas. Criou um grande número de agentes farmacológicos que são eficazes para todo o organismo, e seletivamente para sistemas e órgãos individuais.

Os progressos da cirurgia e da transplantologia permitem a substituição de quase todos os órgãos doentes. Apesar de todas as conquistas, a política de saúde, ao desenvolver o sector A, enfrentou uma série de problemas graves:

1. Impossibilidade de ajudar todos os doentes apenas por razões económicas (custo elevado dos procedimentos de diagnóstico, dos medicamentos e das operações). Por conseguinte, as conquistas mais avançadas da medicina só podem ser utilizadas por um número muito limitado de pessoas. 2. Um sector de serviços pode ajudar uma pessoa apenas a sobreviver (e, mesmo assim, apenas durante um certo período de tempo limitado), não é capaz de restaurar a saúde perdida das pessoas, entendendo-se esta como a capacidade de continuar em pleno as suas actividades produtivas e sociais e a sua vida pessoal.

3. Neste aspeto, a medicina trata apenas de pessoas já doentes que necessitam de cuidados médicos.

Por conseguinte, o desenvolvimento prioritário do sector A, a orientação tradicional da política de proteção da saúde desenvolvida em muitos países, não satisfaz atualmente todas as necessidades e exigências da sociedade moderna.

Setor B: o sistema emergente de prevenção primária, secundária e terciária (serviço sanitário-epidemiológico, imunização da população, estilo de vida saudável, etc.). O sector B desenvolveu-se intensamente no século passado, e nas últimas décadas observa-se uma prevenção multifatorial. O desenvolvimento do sector deve-se à mudança acentuada no estilo de vida das pessoas na última década: a mudança da natureza da vida, do trabalho, da alimentação, da atividade física; a mudança de habitat. Era necessário estudar os factores de risco das doenças crónicas não transmissíveis e as formas de as prevenir. Foi estabelecido o conceito de risco, com base em dados de estudos epidemiológicos que revelam uma estreita associação entre determinados factores, o ambiente interno e externo e o desenvolvimento de doenças. São definidos os riscos básicos e mais urgentes para a saúde, que incluem: excesso de peso e obesidade; sexo não seguro; hipertensão arterial; consumo de tabaco e de álcool; água e saneamento não seguros; anemia por deficiência de ferro; fumo de combustíveis sólidos em recintos fechados; elevado teor de colesterol. Estes factores são a causa de mais de um terço de todas as mortes de pessoas no mundo. Um dos métodos mais eficazes para lutar contra a elevada incidência e o principal objetivo deste sector são a prevenção das doenças e a promoção da saúde.

Prevenção de doenças - um sistema de medidas de natureza médica e não médica, destinadas a prevenir, reduzir o risco de variações do estado de saúde e de doenças, prevenir ou retardar a progressão de doenças, reduzir os seus efeitos adversos.

O sistema de medidas preventivas aplicadas pelo sistema de saúde, classificado como prevenção médica. A prevenção médica em relação à população é definida como individual - medidas preventivas realizadas com indivíduos, actividades de prevenção de grupo realizadas com grupos de pessoas que têm sintomas e factores de risco semelhantes (grupo-alvo), e população (massa) - medidas preventivas, abrangendo grandes grupos populacionais (população) ou a população como um todo.

Os níveis populacionais de prevenção, em regra, não se limitam a actividades médicas - programas de prevenção comunitários ou campanhas de massas destinadas a reforçar a saúde e a prevenção de doenças. De acordo com a estratégia da OMS para a prevenção de doenças, pode ser uma estratégia de massa ou populacional para a prevenção e grupos de alto risco. O melhor é uma combinação destas estratégias.

A prevenção divide-se em primária, secundária e terciária. Prevenção primária - um complexo de intervenções médicas e não médicas que visam a prevenção das variações do estado de saúde e das doenças que são comuns a toda a população, a alguns grupos e indivíduos regionais, sociais, etários, profissionais e outros.

Prevenção secundária - um complexo de medidas médicas, sociais, sanitárias e psicológicas e outras que visam a deteção precoce e a prevenção de exacerbações, complicações e doenças crónicas, incapacidade, causando desadaptação dos doentes na comunidade, reduzindo a capacidade, incluindo a incapacidade e a morte prematura.

A prevenção terciária centra-se na prevenção da progressão da doença ou de complicações na fase da doença, quando essas complicações já surgiram. A prevenção terciária envolve uma série de medidas para a reabilitação e a prevenção da incapacidade e, na sua perda persistente, a procura de formas de a restaurar.

Nas últimas décadas, as medidas preventivas abrangem um número crescente de países e têm conduzido a resultados positivos significativos, como a erradicação da varíola, da cólera e da peste nos países em desenvolvimento, a redução da morbilidade e da mortalidade por cancro do pulmão, patologias cardiovasculares e oncológicas nos países desenvolvidos, o aumento da longevidade e da qualidade de vida.

A promoção da saúde, tal como definida pela OMS, é "o processo que permite às pessoas aumentar o seu controlo sobre os determinantes da saúde e, assim, melhorar o estado de saúde". Este conceito ainda não foi finalizado e abrange o apoio e o incentivo a estilos de vida saudáveis e a garantia de factores socioeconómicos, ambientais e pessoais que contribuem para a preservação e o reforço da saúde. "

Apesar de alguns progressos nesta área, não existem hoje conceitos teóricos baseados em provas geralmente aceites, nem uma metodologia unificada no sector. Historicamente, neste sector não existe uma gradação clara entre os executantes - instituições que prestam este tipo de serviços.

Segundo o nosso entendimento, esta parte da organização dos cuidados de saúde deve ser estruturada na definição das responsabilidades dos vários níveis do sistema de saúde, organizações e instituições para cada tipo de serviço.

Infelizmente, o sistema de saúde não dispõe de novas tecnologias suficientes para responder com êxito a estes desafios.

Assim, vemos que, se o sector A está historicamente estabelecido e sob o controlo total do sistema de saúde, o sector B propõe novas funções interdisciplinares e intersectoriais que não existem num sistema de saúde moderno ou não são suficientes para o seu sucesso. Consideramos que estes problemas são os mais relevantes para todos os sistemas de saúde do mundo.

Setor C: entre a estrutura de cuidados de saúde atualmente existente, podemos relacionar a este sector a reabilitação, a nutrição, o desporto, os estilos de vida saudáveis, a ecologia e a proteção do ambiente.

O sector C, em contraste com os sectores A e B, está completamente fora da influência do atual sistema de cuidados de saúde. Esta parte inseparável da política de saúde é, na maioria dos casos, desconhecida das organizações de saúde modernas.

Apesar de existirem programas separados para a nutrição, a atividade física, etc., na prática o programa deste sector não é implementado pela maioria dos sistemas de saúde. Até agora, não existe uma justificação teórica, não foram desenvolvidos princípios e abordagens baseados em provas para o desenvolvimento deste sector. Na nossa opinião, o principal objetivo do sector C é identificar e desenvolver a capacidade de saúde.

Os seus objectivos devem ser:

1. O estudo do perfil de saúde individual, do comportamento e do modo de vida

de cada pessoa com uma estimativa do seu estado atual;

2. A definição das capacidades dos recursos humanos para aumentar a capacidade de saúde de acordo com a idade, o sexo e o estilo de vida, com base no estado atual da saúde de cada um, oferece oportunidades para aumentar a qualidade de vida;

3. Continuar a melhorar a capacidade de saúde a nível individual para aumentar a capacidade de saúde pública.

Os métodos e programas existentes até à data não estão resumidos em termos gerais e reflectem uma parte desta área (saúde física, estado psicológico, etc.). Atualmente, as organizações e instituições que prestam serviços neste sector estão, na sua maioria, fora do sistema de cuidados de saúde, mas a longo prazo devem ser combinadas numa base funcional no programa estatal unificado sob a coordenação da Autoridade Executiva Central da Saúde.

Relações e componentes de comunicação da nova política de saúde

A diferença essencial nas abordagens da política de cuidados de saúde deve ser a divisão das responsabilidades pela saúde entre o Estado/sistema de saúde e o indivíduo ou a comunidade.

• No sector A, o Estado e o sistema de saúde moderno são responsáveis pela saúde pública .

• No sector B deve haver uma delimitação parcial das responsabilidades entre as pessoas e o Estado através da introdução de competências na mudança de comportamentos para um modo de vida mais saudável. Deverá haver uma forte intervenção do governo.

• No sector C, o Estado assume apenas funções de controlo, cabendo a maior parte da responsabilidade à comunidade/indivíduo.

Estas abordagens fundamentais devem determinar as principais direcções de desenvolvimento de uma nova política de saúde.

A saúde pública deve ser sistemática e refletir as necessidades da população em termos de cuidados médicos (para a sua utilização), prevenção de doenças e promoção da saúde, para determinar o nível de saúde, a sua capacidade e aumentar os recursos de saúde.

Neste sentido, estas três componentes devem estar ligadas entre si e uma nova política de saúde deve basear-se nestas componentes.

A base para a construção de uma nova política de saúde deve ser o potencial de saúde e o desenvolvimento dos recursos de saúde. Isto deve-se ao facto de a saúde dever tornar-se um valor fundamental e de os critérios de saúde (indicadores de saúde, esperança de vida, qualidade de vida, etc.) deverem determinar o estado de saúde da sociedade. Naturalmente, juntamente com a necessidade de desenvolver e melhorar os sectores A e B, esta política de cuidados de saúde centrar-se-á no aumento do número de pessoas que levam um estilo de vida saudável, com capacidades de controlo sobre a sua saúde, capazes de resistir a influências ambientais desfavoráveis sobre a sua saúde (Figura 22).

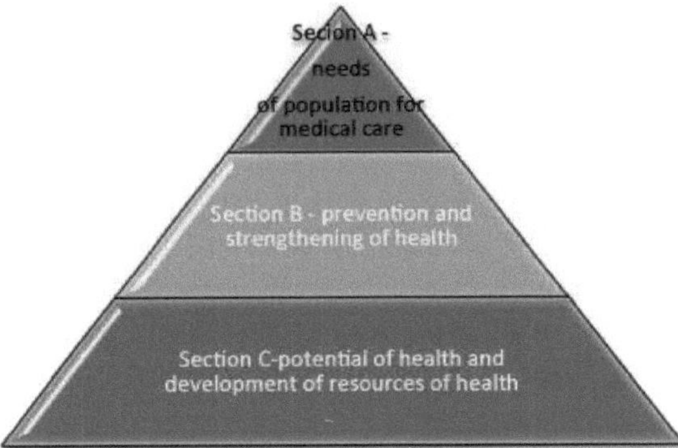

Figura 22 - As componentes da nova política de saúde

Como se pode ver na Figura 22, o atual sistema de cuidados de saúde, sob a forma de sector A e sector B, é apenas uma ponta do "iceberg" e não responde à solução radical da saúde.

Os princípios e abordagens da teoria da Organização da Saúde Como sabe, todas as teorias têm os seus princípios e abordagens. Os princípios da teoria da Organização da Saúde são:

- Desenvolvimento equitativo das três componentes da política de saúde;
- A divisão das responsabilidades em matéria de saúde entre o Estado/sistema de saúde e a comunidade/indivíduo;
- O sistema de saúde deve ser transformado num sistema de saúde pública.

A saúde pública deve visar a aplicação efectiva de uma política de saúde que tenha em conta não só a preservação e o reforço da saúde, mas também a prevenção das doenças e o reforço das capacidades em matéria de saúde, o que é impossível sem o desenvolvimento equitativo de todos os seus sectores.

As abordagens básicas da teoria da Organização da Saúde devem ser transpostas:

Política de cuidados de saúde:

- Da teoria dos cuidados de saúde passamos à teoria da proteção da saúde. A teoria da proteção da saúde deve constituir a base da política de saúde. Implica a organização de uma nova estrutura para assegurar a aplicação da política selecionada.
- De uma política de saúde pública para uma política de cuidados de saúde. A política de saúde é mais ampla do que a política de saúde pública, abrangendo todos os sectores que têm impacto na saúde. Para melhorar a saúde da população, é necessário alterar as diretrizes e "construir" uma política de saúde.
- A partir da responsabilidade do Estado pela preservação da proteção da saúde, reforçando a responsabilidade da sociedade para aumentar a responsabilidade

individual pela sua própria saúde e pela saúde pública. O aumento da responsabilidade do indivíduo e da comunidade pela sua saúde ajudará a mudar o comportamento das pessoas em relação à sua saúde, o que conduzirá a uma melhor saúde.

• Da intervenção do Estado para a regulação governamental. Para o desenvolvimento efetivo das componentes da política de saúde, o governo deve avançar para uma estratégia de regulação estatal, em que os vários sectores da sociedade tenham mais oportunidades de desenvolvimento no âmbito da política de saúde

• Da fragmentação dos interesses e dos esforços dos sectores à sua consolidação. Os interesses de cada sector devem estar em conformidade com o objetivo comum da política de saúde. A utilização de uma abordagem intersectorial contribuirá para alcançar este objetivo.

O desenvolvimento da saúde e a divisão da responsabilidade pela saúde: - Desde a prestação de serviços médicos necessários à população até à formação da população, a saúde precisa de criar condições para o desenvolvimento da capacidade de saúde individual. Para implementar as políticas de saúde, para além do sector A, que presta serviços médicos para a preservação da saúde, não é necessário formar a população, é necessário desenvolver a capacidade de saúde que ajudará a desenvolver a capacidade de saúde pública.

• Da preservação da saúde através do seu reforço para o desenvolvimento da saúde. O principal objetivo dos cuidados de saúde deve ser uma mudança gradual da conservação para o desenvolvimento, através do reforço da saúde que permitirá um desenvolvimento mais harmonioso da personalidade.

• Da doença, passando pelos factores de risco, até ao potencial de saúde. Este princípio implica determinar a direção das organizações de cuidados de saúde para a implementação eficaz da política de saúde.

• Dos recursos dos cuidados de saúde para os recursos do potencial de saúde. Este princípio mostra a transferência da maior parte dos recursos para o desenvolvimento do potencial de saúde, mantendo o rácio ótimo para desenvolver todas as componentes da nova política de saúde.

• Da melhoria quantitativa da saúde para a sua melhoria qualitativa. Os indicadores de qualidade da saúde devem ser considerados prioritários na avaliação do estado de saúde da população. É necessário desenvolver critérios para avaliar a qualidade dos indicadores de saúde, tais como a qualidade de vida, o potencial de emprego, a adaptação social e psicológica dos critérios e outros.

• De uma abordagem integrada da saúde para uma abordagem sistemática. Uma abordagem integrada baseia-se na capacidade do sistema de saúde, ao passo que uma abordagem sistemática implica a abordagem dos problemas de saúde abrangendo todas as suas componentes.

A aplicação das novas tecnologias nos cuidados de saúde

• Da abordagem nosológica à doença pré-clínica. A direção prioritária da medicina moderna deve ser a abordagem pré-natológica que permite um diagnóstico precoce da doença e, consequentemente, um tratamento eficaz e uma recuperação de qualidade.

• Da literacia em saúde à mudança de comportamentos para estilos de vida saudáveis, a literacia em saúde visa aumentar a sensibilização, enquanto o trabalho visa mudar o comportamento de um indivíduo, o que irá mudar o comportamento das pessoas e garantir uma vida saudável para toda a sociedade.

• Da punição da doença à promoção da saúde. É preciso ver os resultados de comportamentos saudáveis que levarão a estimular o desenvolvimento do potencial de saúde.

• Da preservação da saúde e de estilos de vida saudáveis a uma cultura da saúde. É necessário promover uma cultura da saúde, que deve ser uma parte natural da vida quotidiana das pessoas.

• Da abordagem sindrómica às abordagens das causas da doença. A medicina moderna trata a doença, não o doente. Precisamos de encontrar a causa principal e tratar o doente.

O Ministério da Saúde

• Do Ministério da Saúde para o Ministério da Saúde Pública. O Ministério da Saúde desempenha a função de controlo e não pode afetar todas as componentes da saúde. Apenas o Ministério da Saúde Pública, que tem poderes alargados, é capaz de desempenhar novas funções para a implementação da nova política de saúde. - Da tecnologia que custa recursos para tecnologias que economizam recursos. Os custos investidos na prevenção de doenças e na melhoria da capacidade da saúde são mais rentáveis.

• De uma estrutura organizacional rígida e centralizada para uma estrutura funcional flexível e descentralizada. Este princípio garante uma maior participação dos diferentes sectores e um funcionamento flexível do sistema, em função das necessidades da sociedade. - Do aumento da capacidade de adoção de novas tecnologias. A utilização de tecnologia avançada assegura o desenvolvimento progressivo da medicina moderna.

• Da abordagem por rubrica à abordagem por programa. É importante considerar não como gastar dinheiro em cuidados de saúde, mas quais são os resultados finais desses custos.

Prática dos cuidados de saúde pública

Com base na abordagem complexa acima descrita, é possível analisar as políticas de saúde e a sua conformidade com a política do sistema de saúde, determinar a direção do desenvolvimento dos cuidados de saúde e encontrar um "nicho" que deve ser desenvolvido e sem o qual a política de saúde não será bem sucedida.

Recomenda-se aos decisores políticos que, ao escolherem o seu próprio modelo, estruturem uma rede de instituições médicas e profilácticas e outras organizações no sistema para as principais áreas políticas.

A estrutura da mortalidade e da morbilidade no país pode ser dividida em três classes:

1. Países desenvolvidos com elevada esperança de vida, baixa mortalidade materna e infantil, baixa incidência de doenças infecciosas, incluindo infecções sexualmente transmissíveis (EUA, França, Inglaterra, etc.).
2. Países em desenvolvimento com baixa esperança de vida, taxas elevadas de mortalidade materna e infantil, níveis elevados de doenças infecciosas, incluindo a tuberculose (região africana, Irão, Paquistão, etc.).
3. Países em transição: combinam níveis elevados de doenças infecciosas e níveis elevados de doenças crónicas não transmissíveis associadas ao comportamento humano. Têm sistemas e políticas de cuidados de saúde bem desenvolvidos (os Estados recentemente independentes, os países da Ásia Central, os antigos países socialistas e outros).

Dependendo da classificação dos países acima mencionados e das suas prioridades, são planeadas e criadas organizações e agências. Por exemplo, nos países em desenvolvimento, a principal importância é dada à imunização, aos cuidados de emergência, à educação sanitária e à prevenção de doenças infecciosas, à provisão social das necessidades prioritárias da população (água potável, nutrição, luta contra a fome, pobreza, miséria). Nestes países, a prioridade é o desenvolvimento do sector A. Nos países desenvolvidos, evoluem principalmente os sectores B e C.

Nos países com economia de transição - é uma combinação de todos os sectores, destacando as principais prioridades em cada sector. No entanto, em todos os países, independentemente do seu nível de desenvolvimento, devem ser desenvolvidas todas as direcções que permitirão melhorar a saúde da população. Com base na teoria da organização dos cuidados de saúde, a organização de sistemas de saúde viáveis deve basear-se na definição de objectivos e no desenvolvimento de novas funções e competências dos sistemas de saúde em cada sector, de acordo com as orientações da política de saúde.

Na próxima secção, analisaremos uma teoria das questões de saúde no plano da sua aplicação prática.

PARTE 5. CLASSIFICAÇÃO DOS PAÍSES DE ACORDO COM O GRAU DE MATURIDADE

Concluímos um livro muito interessante. Chama-se "Enciclopédia da Saúde Global", onde são analisados os cuidados de saúde e a saúde da população de uma centena de países do mundo com uma população de 1 milhão ou mais de pessoas, e vimos todo o leque de políticas em matéria de cuidados de saúde, tanto nos países desenvolvidos como nos subdesenvolvidos. Este livro, alargando os nossos horizontes, permitiu-nos chegar a algumas conclusões já referidas.

A primeira: no exemplo de alguns países, vimos que no século XX se formou um sistema global e universal de cuidados de saúde, o que não acontecia nos séculos XVIII - IXX, e este sistema é universal, ou seja, é constituído por elementos clássicos como os cuidados de saúde primários, os cuidados aos doentes, o sistema de formação, a ciência médica e as infra-estruturas. As proporções destes componentes são diferentes nos países desenvolvidos. Dependendo de país para país, verificámos que em vários países o sistema de saúde existente difere do atrasado, não só na quantidade de recursos, mas também na qualidade dos cuidados. Há uma grande diferença, mesmo no plano mental.

Atrevemo-nos a tirar a seguinte conclusão: a diferença entre países com rendimentos elevados e baixos em matéria de cuidados de saúde não é inferior a cem anos. E assim, nesta escala, podemos ver que, por exemplo, o Cazaquistão durante os anos de desenvolvimento soberano passou por várias fases de crescimento quantitativo e qualitativo, e aproxima-se dos países do mundo desenvolvido.

Com base na nossa análise, podemos dizer que existem várias fases do sistema global de cuidados de saúde.

A primeira fase (inicial) do sistema de cuidados de saúde, em que o principal objetivo é salvar a vida das pessoas. Nos países onde a saúde pública se encontra a este nível, o primeiro lugar é ocupado pela elevada mortalidade por doenças infecciosas, incluindo a tuberculose, a diarreia, o tétano e outras. O sistema de organizações existentes é fraco, existem apenas hospitais e centros ambulatórios. O Estado não é responsável pela saúde de toda a população, transferindo a responsabilidade para os ombros dos indivíduos, que são as pessoas comuns e a própria comunidade.

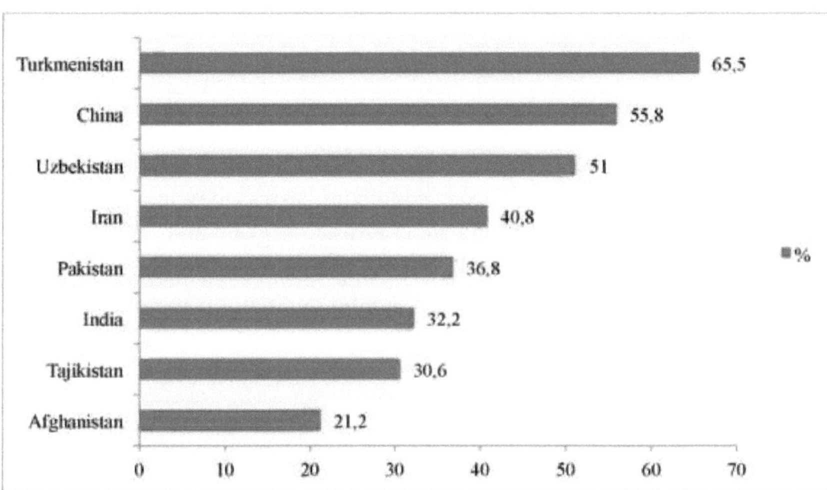

Figura 23 - Despesa pública com a saúde como percentagem da despesa total com a saúde (%) no Afeganistão e países vizinhos, 2013 (Banco Mundial, 2015)

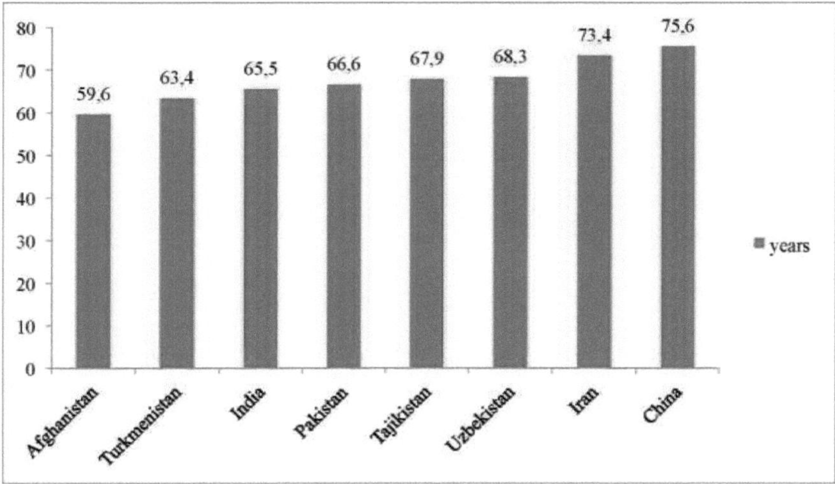

Figura 24 - Expectativa de vida (anos) da população do Afeganistão e países vizinhos, 2011 (World Health Rankings, 2015)

Por exemplo, um sistema como o do Afeganistão, onde 80% da população não tem acesso a cuidados de saúde e onde a despesa pública com a saúde representa uma percentagem do total da despesa com a saúde os custos dos cuidados de saúde são mínimos (21,2%) em comparação com os países vizinhos (The World Bank,2015) (Figura23).

A esperança de vida da população do Afeganistão era a mais baixa (59,6 anos) em 2011, e em 2000 era de 42 anos (Figura 24).

Na estrutura da taxa de mortalidade total, o papel principal pertence às doenças infecciosas, às causas perinatais, às condições associadas aos problemas da maternidade e à nutrição (46%) (WHO NCD Profile, Afghanistan, 2014) (Figura 25).

As doenças crónicas não transmissíveis (DCNT) são a causa de morte da população afegã em 37% dos casos. As doenças do aparelho circulatório representam 19% das causas de morte, o cancro - 13%, outras DNT - 8% e as lesões - 17%.

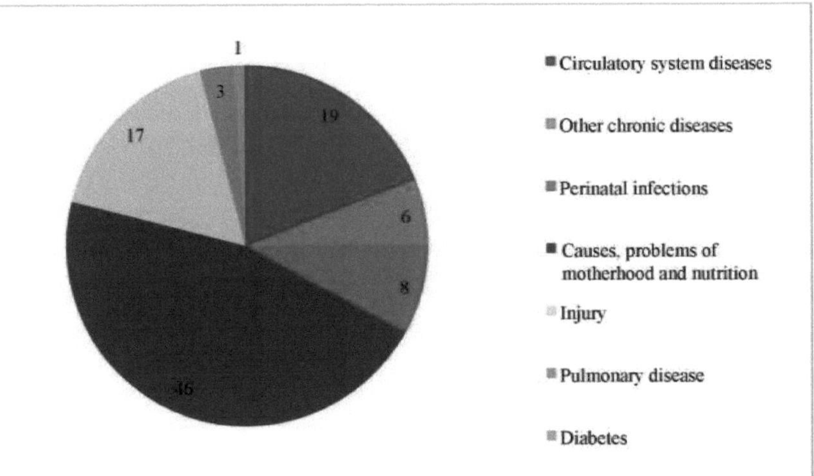

Figura 25 - A estrutura da mortalidade total em percentagem da população afegã (todos os grupos etários, ambos os sexos) (WHO NCD Profile, Afghanistan, 2014)

A taxa de mortalidade infantil por 1.000 nados vivos no Afeganistão foi a mais elevada em comparação com os países vizinhos (Ranking Mundial da Saúde, 2014) (Figura 26).

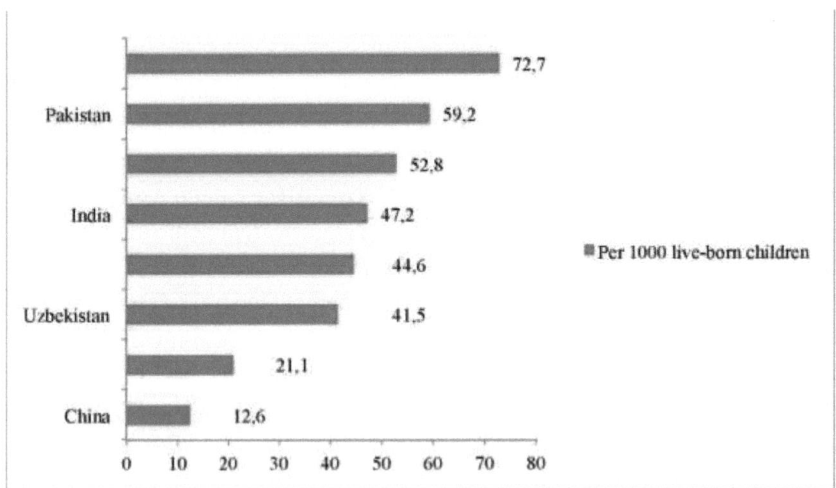

Figura 26 - Taxa de mortalidade infantil por 1.000 crianças nascidas vivas no Afeganistão e países vizinhos (Banco Mundial, 2014; Estatísticas de Saúde da

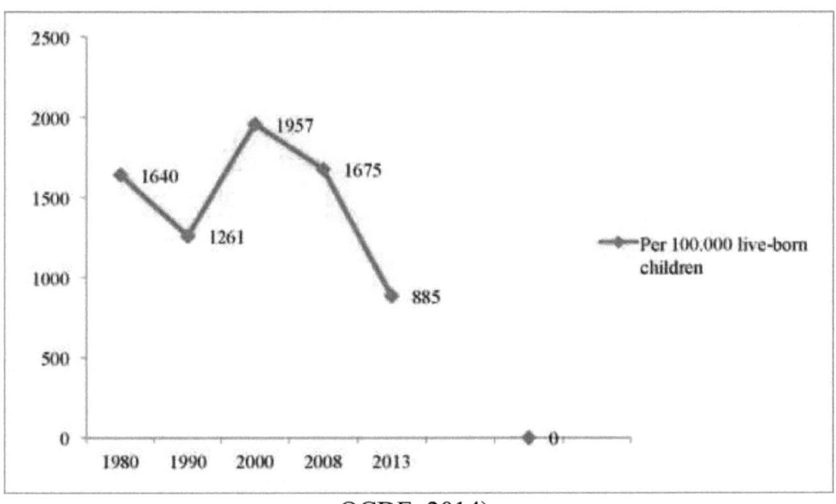

OCDE, 2014)

- Tendências da taxa de mortalidade materna por 100 mil nados-vivos no Afeganistão, 1980-2013 anos (Hogan M. et al., 2010; Kassebaum N. et al., 2014)

Como se pode ver na Figura 27, a taxa de mortalidade materna no Afeganistão era muito

elevada, sendo em 2000 de 1957 por 100 mil crianças nascidas vivas. Este indicador diminuiu 1,8 vezes em 2013, atingindo 885 por 100 mil crianças nascidas vivas crianças nascidas vivas (Hogan M. et al., 2010; Kassebaum N. et al., 2014).

O Haiti ocupa o 3º lugar no mundo em termos de taxa de mortalidade padronizada por idade por 100 mil habitantes devido à sífilis (5,74) (Ranking Mundial da Saúde, 2014).
A análise mostra que as despesas globais de saúde como percentagem do PIB no Haiti eram extremamente baixas, ascendendo a 2,6% em 2010 e caindo para 0,7% em 2013 (The World Bank, 2014). O indicador do país era significativamente mais baixo do que na vizinha República Dominicana (2,8%) (Figura 28).
Em 2013, a despesa pública com a saúde como percentagem da despesa total com a saúde no Haiti era minúscula (7,4%) em comparação com a República Dominicana (52,2%) (Banco Mundial, 2014) (Figura 29).
Estes dados indicam que a total não-interferência (falha) do Estado no apoio ao sistema de saúde conduz a uma epidemia de sífilis no Haiti.

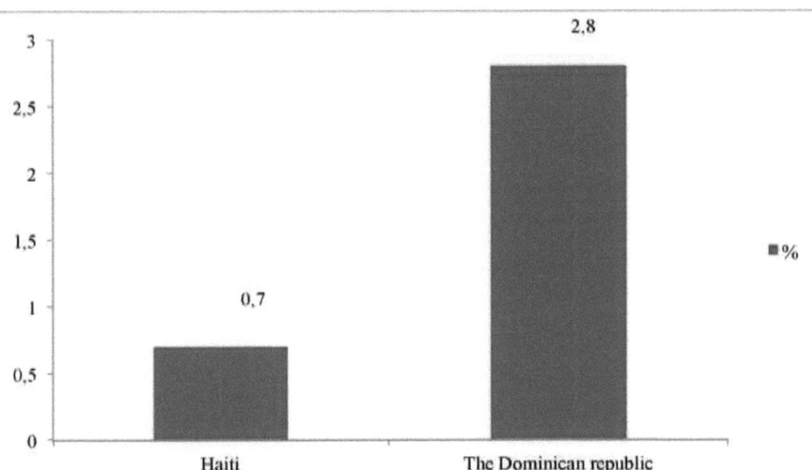

Figure 27 - Total das despesas de saúde em percentagem do PIB (%) no Haiti e na República Dominicana, 2013 (Banco Mundial, 2014)

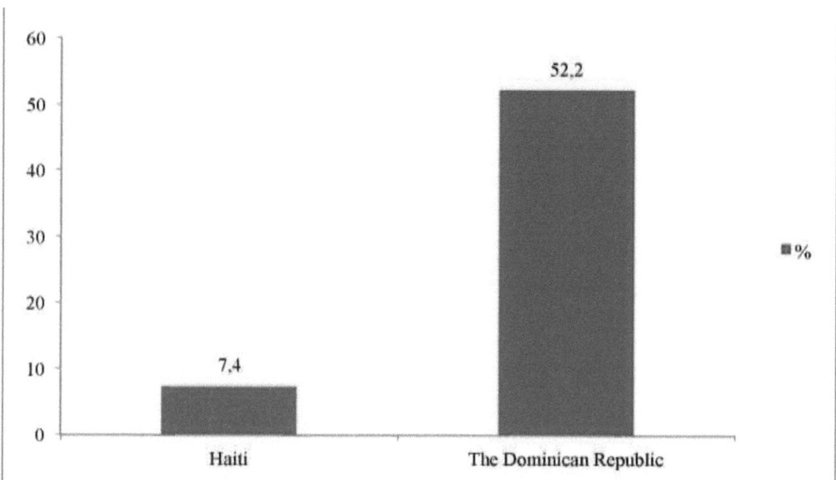

Figure 28 - Despesa pública com a saúde como percentagem da despesa total com a saúde (%) no Haiti e na República Dominicana, 2013 (Banco Mundial, 2014)

A Serra Leoa ocupa o 1.º lugar no mundo em termos de taxa de mortalidade padronizada por idade por 100 mil habitantes devido à tuberculose (230,1) e à meningite (71,06) (Ranking Mundial da Saúde, 2014).

De acordo com as Contas Nacionais da Saúde da Serra Leoa, as despesas públicas de saúde do país em relação aos custos totais dos cuidados de saúde eram extremamente baixas, ascendendo a 15,3% em 2010 e a 16,6% em 2012 (Figura 30).

As despesas de saúde pública no total das despesas de saúde na Serra Leoa apareceram em 2013 como o mínimo (14,3%) entre os países vizinhos (Banco Mundial, 2014) (Figura 31).

Para além do financiamento extremamente reduzido do sistema de saúde, a Serra Leoa regista uma grave escassez de profissionais e instituições de saúde, especialmente nas zonas rurais. Em todo o país, por cada 10.000 habitantes, há cerca de 0,3 médicos. Tudo isto atesta o facto de a organização dos cuidados de saúde neste país se encontrar num nível de desenvolvimento primitivo.

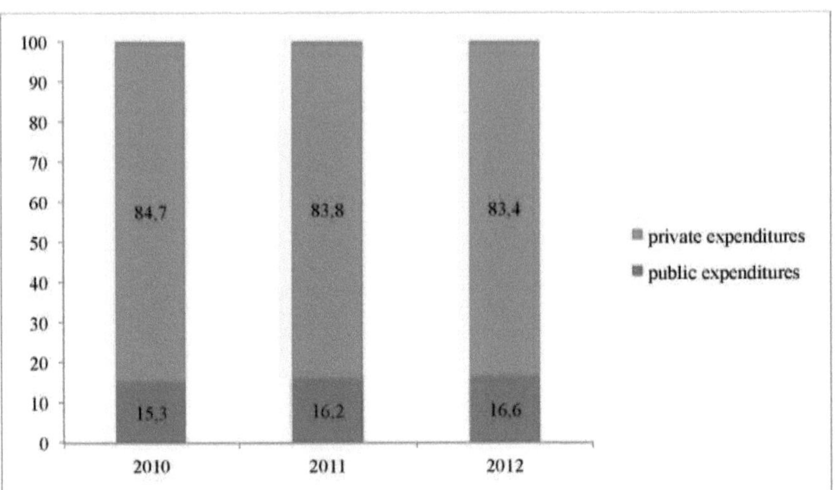

Figure 29 - Dinâmica das despesas de saúde públicas e privadas Serra Leoa (2010-2012 anos) (Contas Nacionais da Saúde da Serra Leoa, 2012)

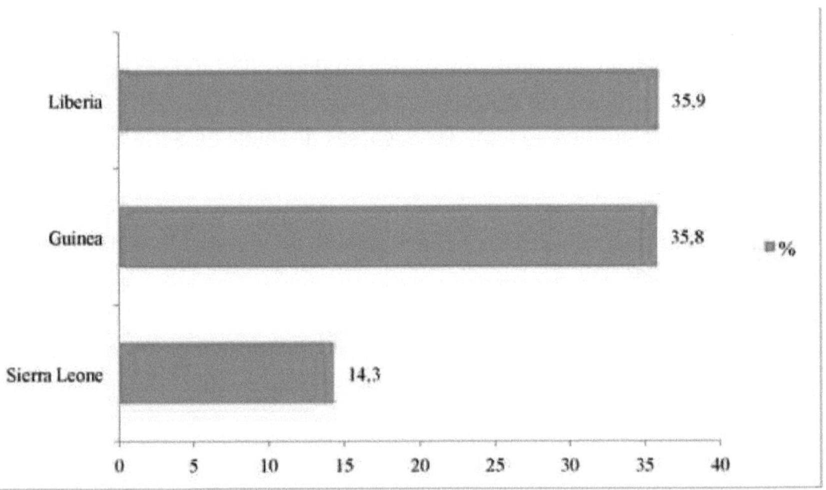

Figure 30 - Despesas de saúde pública no total das despesas de saúde nos cuidados de saúde
padrões de despesa (%) na Serra Leoa e nos países vizinhos em 2013 (The World Bank, 2014)

No mesmo estádio de desenvolvimento está o sistema de saúde da Somália - o Estado está à beira do colapso. Este país ocupa o primeiro lugar no mundo em termos de taxa de mortalidade padronizada por idade por 100 mil habitantes - sarampo (40,29) e tétano (7,19), o segundo lugar - por traumatismo de parto (32,7) e problemas de maternidade (50,9).

A República Centro-Africana (RCA), que ocupa o primeiro lugar a nível mundial no que se refere à taxa de mortalidade padronizada por idade por 100 mil habitantes devido a doenças diarreicas (188,0), relativamente às despesas gerais de saúde em percentagem do PIB, está em último lugar (2%) entre os países vizinhos (Figura 32).

Esta lista de países com baixos rendimentos e níveis primitivos do sistema de saúde pode incluir 30-33 países do mundo, principalmente do continente africano.

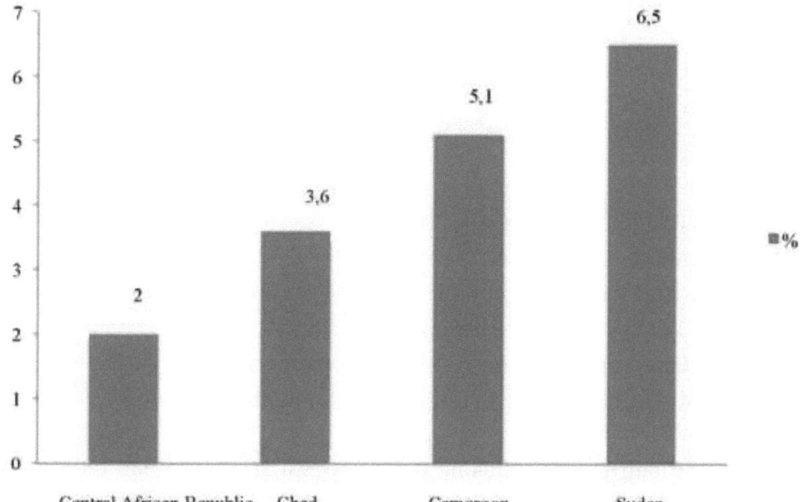

Figura32-Despesas totais da saúde em percentagem do PIB (%) na República Centro-Africana e nos países vizinhos, 2013 (Banco Mundial, 2014)

Consideramos que, se tomarmos a "linha dos cem anos", esta fase muito precoce do desenvolvimento da saúde pública abrange os primeiros 20 anos.

A próxima fase de desenvolvimento da saúde pública, na nossa opinião, tem por objetivo manter a saúde da população em geral. É aí que surge o sector dos cuidados de saúde públicos. O governo assume a responsabilidade, o sistema de hospitais é desenvolvido e surge o início dos cuidados de saúde primários. Se o primeiro modelo era primitivo, este modelo é mais avançado, pode ser considerado um modelo simples. Aqui assumimos a condição da "linha de desenvolvimento" - de 20 a 40 anos. Um exemplo seria o da Saúde dos anos 20-30 do século XX.

Atualmente, este modelo pode ser relacionado com a República da África do Sul (África do Sul) e a Papua-Nova Guiné. Assim, os custos globais dos cuidados de saúde na África do Sul aumentaram de 4,0% em percentagem do PIB em 2010 para 4,3% em

2013 (The World Bank, 2014). No entanto, este valor foi o mais pequeno do país em comparação com os países vizinhos (Figura 33).

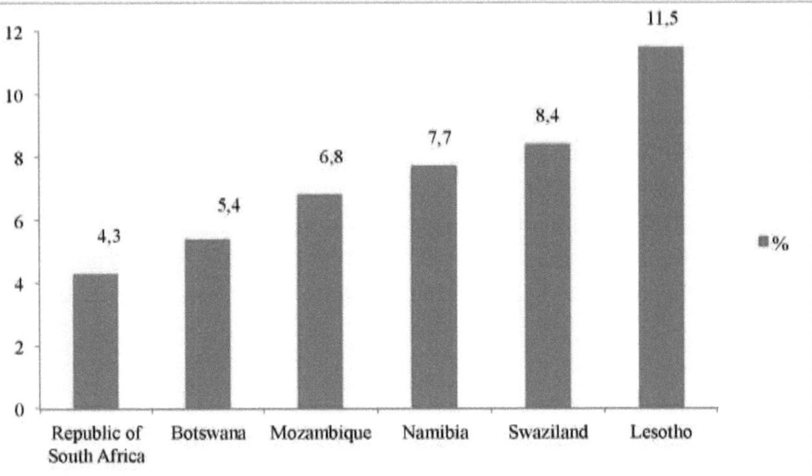

Figura 33 - Despesa total com a saúde em percentagem do PIB (%) na África do Sul e países vizinhos, 2013 (Banco Mundial, 2014)

A despesa pública com a saúde como percentagem da despesa total com a saúde na África do Sul em 2013 foi superior (48,4%) à de Moçambique (46,4%), mas inferior à de outros países vizinhos (Banco Mundial, 2014) (Figura 34).

O número de médicos em exercício por 1.000 habitantes na África do Sul em 2013 era superior (0,8) ao da Namíbia (0,4 / 1000), mas muito inferior ao da UE-28 (3,4 / 1000) (Banco Mundial, 2014).

O número de enfermeiros e parteiras na África do Sul (5,1 por 1.000 habitantes) era também superior ao de outros países vizinhos (Namíbia e Botsuana - 2,8 / 1000, e Zimbabué - 1,3 / 1000) (Banco Mundial, 2014).

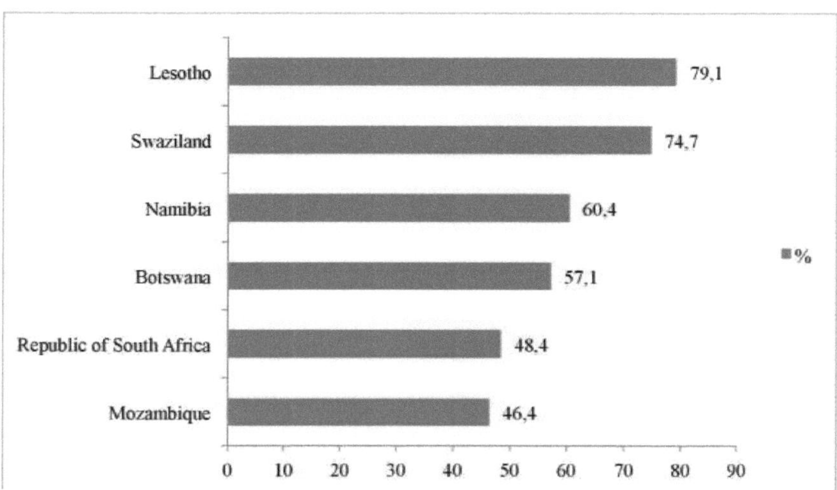

Figure 34 - Despesas de saúde pública como percentagem das despesas totais de saúde (%) na
África do Sul e países vizinhos, 2013 (Banco Mundial, 2014)

Na Papuásia-Nova Guiné, apesar do apoio governamental ao sistema de saúde, que é realizado com a ajuda de países estrangeiros, há mortalidade infantil e materna e uma grave escassez de pessoal médico.

A taxa bruta de mortalidade é causada principalmente por doenças contagiosas, razões pré-natais, questões maternas e nutricionais (48%) na Papua-Nova Guiné. 42% das pessoas morrem devido a doenças não contagiosas inveteradas (WHO NCD Profile, Papua Nova Guiné, 2014) (Figura 35).

A Papuásia-Nova Guiné está no topo da lista de estatísticas de mortalidade elaboradas de acordo com a taxa padronizada para a idade por 100 mil pessoas devido a asma brônquica (46,5), cancro da boca (18,19) e doenças das vias respiratórias inferiores (7,42). O país está no segundo lugar da lista de mortalidade causada por doenças renais (47,5) e envenenamento (16,3), no 5.º lugar por gripe e pneumonia (224,7), no 6.º lugar na lista de mortalidade causada por tuberculose (97,8) e diabetes (96,5) (World Health Rankings, 2014).

Figure 35 - Taxa bruta de mortalidade na Papua-Nova Guiné em % (ambos os sexos,

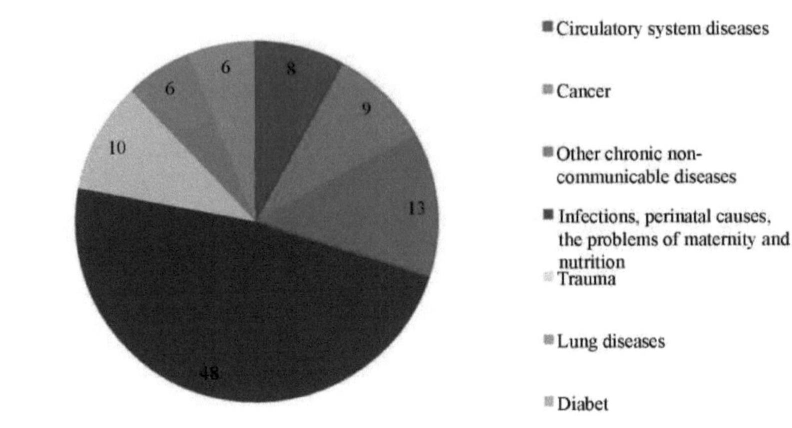

todos os grupos etários)

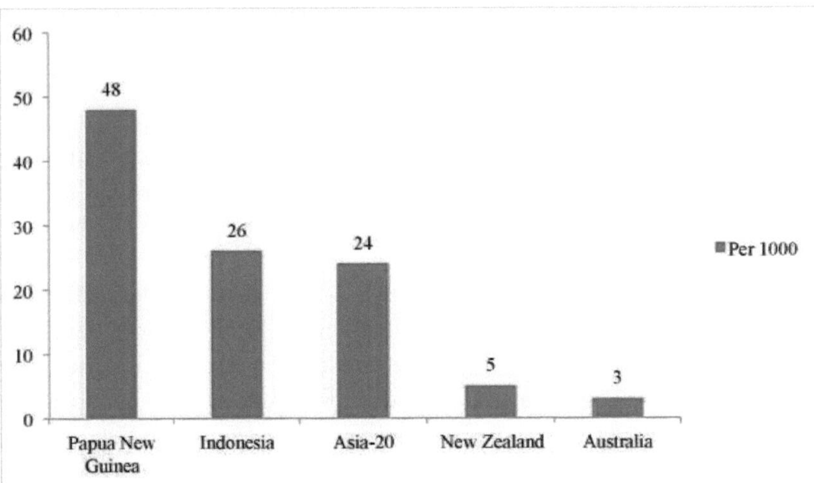

(Perfil das DNT da OMS, Papua-Nova Guiné, 2014)

Figure 36 - Taxa de mortalidade infantil por 1000 crianças nascidas vivas na Papua-Nova Guiné, países vizinhos e Ásia-20 (Estatísticas de Saúde da OCDE, 2014)

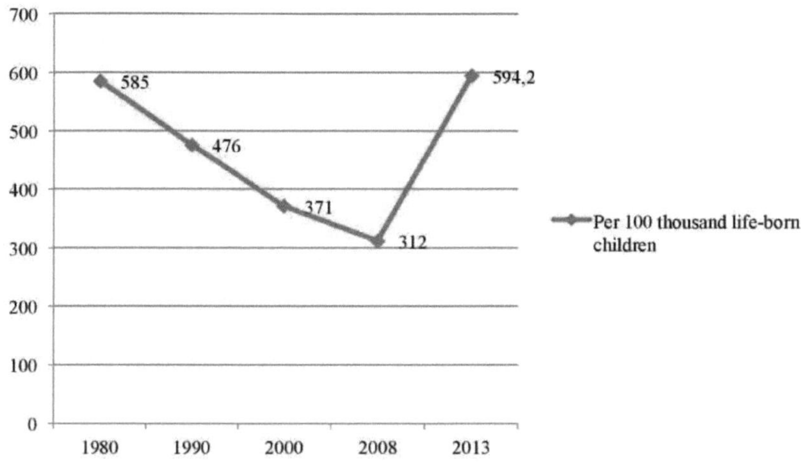

Figure 37 - Tabela da taxa de mortalidade materna por 100 mil crianças nascidas vivas na Papua

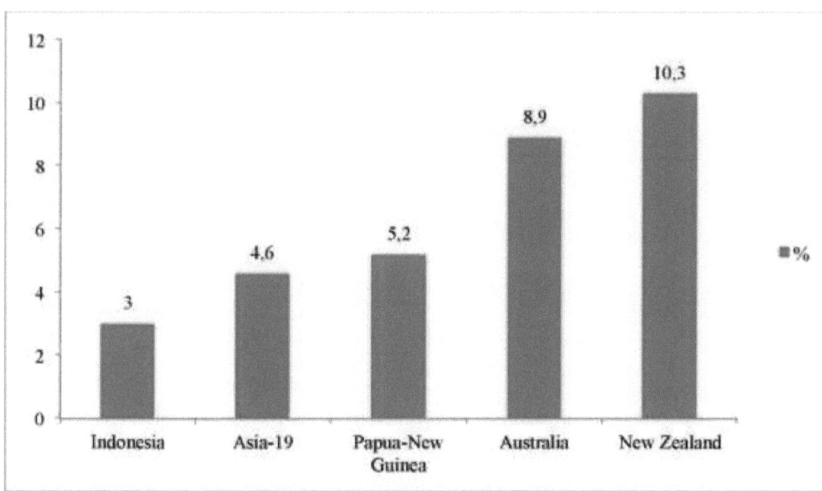

Nova Guiné, 1980-2013 (Hogan M. et al., 2010; Kassebaum N. et al., 2014)

Figure 38 - Total das despesas de saúde em percentagem do PIB na Papua-Nova Guiné,
países vizinhos e Ásia-19 (Estatísticas da saúde da OCDE, 2014)

A taxa de mortalidade infantil atingiu 48 por 1000 crianças nascidas vivas na Papua-Nova Guiné em 2012, mais do que na Indonésia, Austrália, Nova Zelândia e Ásia-20 (Estatísticas de Saúde da OCDE, 2014) (Figura 36).

De acordo com a figura 37, a taxa de mortalidade materna na Papua-Nova Guiné em 1980 era de 585 por 100 mil crianças nascidas vivas, em 2008 baixou para 312, mas aumentou para 594,2 em 2013 (Hogan M. et al., 2010; Kassebaum N. et al., 2014).

As despesas gerais com os cuidados de saúde representavam cerca de 5,2% do PIB na Papua-Nova Guiné. Este índice estadual era inferior ao da Austrália e da Nova Zelândia, mas superior ao da Indonésia (3%) e ao da Ásia-19 (Estatísticas da Saúde da OCDE, 2014) (Figura 38).

A despesa pública com os cuidados de saúde como parte da despesa total com os cuidados de saúde do Estado foi de 83,1%, bastante mais elevada do que na Indonésia (39,6%) e na Ásia-19 (48,1%) (Estatísticas da Saúde da OCDE, 2014).

Note-se que, em 2012, os recursos externos representaram 21,8% das despesas gerais de saúde na Papua-Nova Guiné.

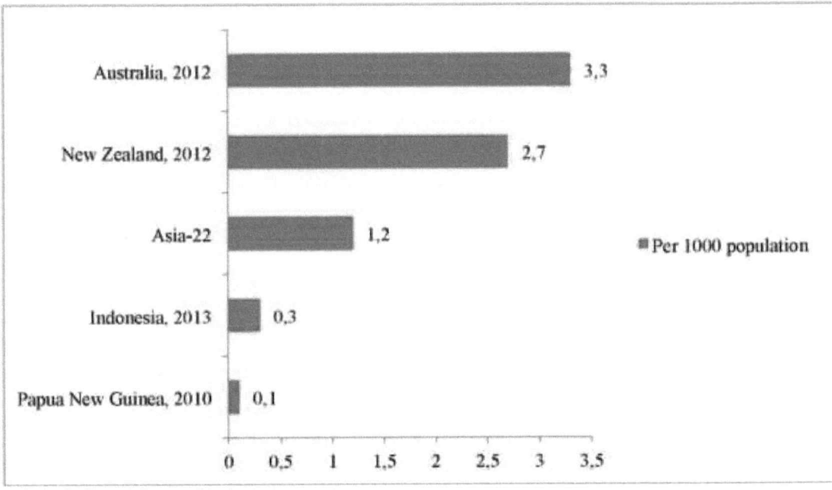

Figure 39 - Número de médicos por 1000 habitantes na Papua-Nova Guiné, países vizinhos e Ásia-22 (Estatísticas da saúde da OCDE, 2014)

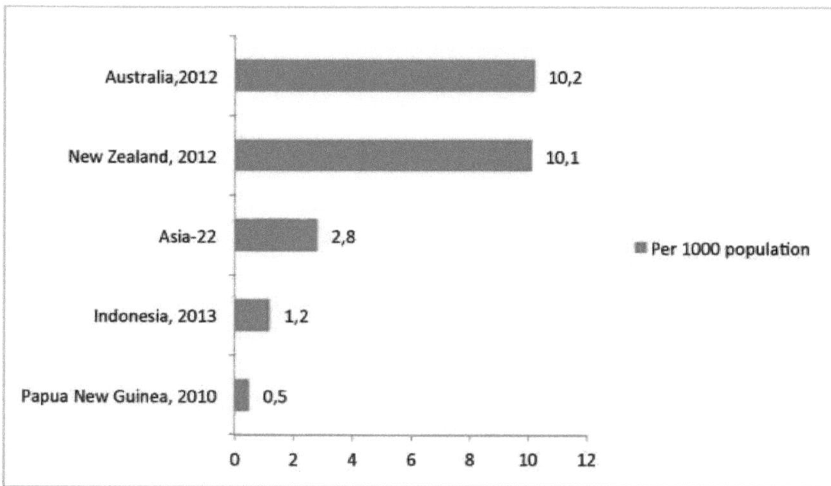

Figure 40 - Número de enfermeiros por 1000 pessoas na Papua Nova Guiné, país vizinho
país vizinho e na Ásia-22 (Estatísticas de Saúde da OCDE, 2014)

O grande problema do sistema nacional de saúde da Papua-Nova Guiné é a falta de pessoal médico.

O número de médicos por 1000 habitantes na Papuásia-Nova Guiné era o menor dos 22 países da região Ásia-Pacífico (0,1) em 2010 (Figura 39). O número de enfermeiros também era pequeno (0,5 por 1000 habitantes) (Figura 40).

O modelo seguinte de desenvolvimento do sistema de saúde tem como objetivo a manutenção da saúde e o desenvolvimento de medidas preventivas. Aqui o governo assume predominantemente a responsabilidade; o sistema de saúde é desenvolvido, existem clínicas de internamento, rede de cuidados médicos primários, infantários médicos. Os sistemas têm maioritariamente dois níveis - rede de cuidados médicos primários e clínicas de internamento, estando a desenvolver-se um pequeno número de organizações de nível terciário. Esta fase é caracterizada por um modelo que, de acordo com a nossa evolução de 100 anos do sistema de saúde, se situa a meio da linha, aproximadamente entre 40 e 60 anos.

Este modelo é adequado para países como a Bolívia, o Peru, etc. As despesas gerais de saúde em percentagem do PIB na Bolívia aumentaram de 5,5% em 2010 para 6,1% em 2013.

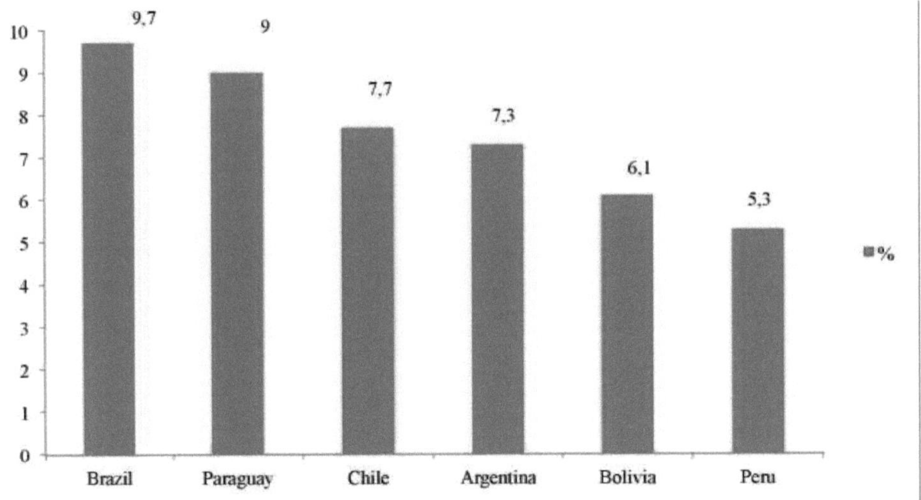

Figure 41 - Despesas gerais com cuidados de saúde em percentagem do PIB na Bolívia e países vizinhos (em %) em 2013 (Banco Mundial, 2014)

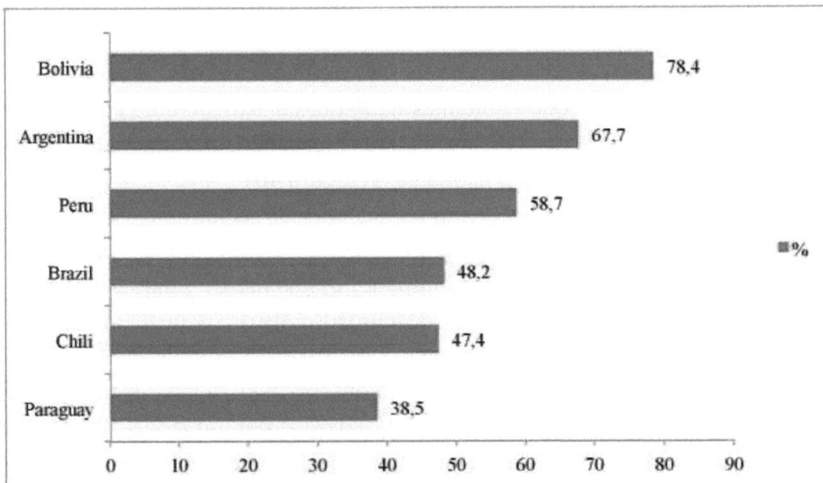

Figure 42 - Despesas públicas de saúde como parte das despesas totais de saúde (em %) na Bolívia e países vizinhos, 2013 (Banco Mundial, 2014)

O índice atual do país era superior ao do Peru (5,3%), mas inferior ao de outros países vizinhos (Banco Mundial, 2014) (Figura 41).

No entanto, a despesa pública com cuidados de saúde na Bolívia atingiu 78,4 % da despesa geral com cuidados de saúde em 2013 e esta taxa foi a mais elevada entre os países vizinhos (The World Bank, 2014) (Figura 42).

Os habitantes das terras altas da Bolívia têm uma cobertura dos serviços de saúde bastante reduzida (59%) em comparação com os habitantes das terras baixas (80%). 75% dos actos de entrega são assegurados por pessoal qualificado, 38% no campo (Pooley B. et al., 2008).

A implementação do SUMI (Seguro Universal Materno Infantil) teve início em 2002 na Bolívia, cobrindo 500 problemas de saúde pré-natal e de crianças com menos de 5 anos.

Em 2006, o regime SUMI foi alargado com 27 pacotes de saúde adicionais, incluindo a saúde reprodutiva e sexual, bem como o planeamento familiar e o rastreio do cancro do colo do útero (Pooley B. et al., 2008).

Os doentes devem inscrever-se no primeiro contacto com o sistema de saúde e receber o cartão SUMI, que lhes dá acesso a um pacote de saúde.

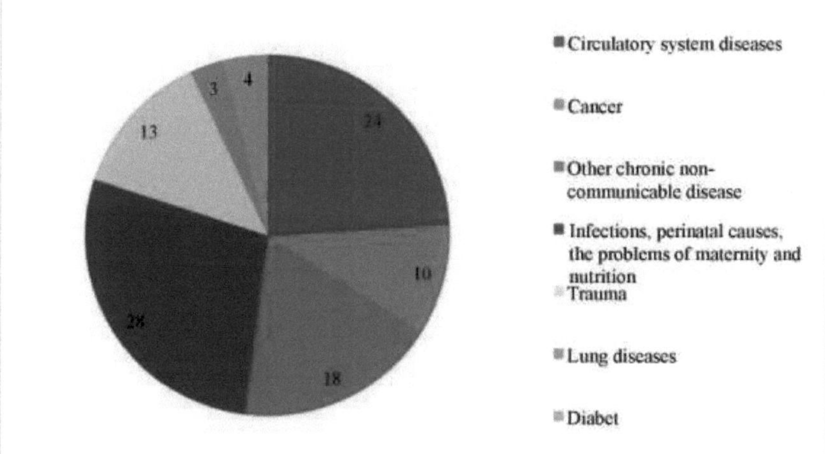

Figure 43 - Taxa bruta de mortalidade na Bolívia em % (todos os grupos etários, ambos os sexos) (WHO NCD Profile, Bolivia, 2014)

A morte de bolivianos causada por doenças não-contagiosas inveteradas contém 59% de todos os casos de morte. As doenças do aparelho circulatório contêm 24%, as doenças oncológicas atingem 10% e as outras doenças não contagiosas inveteradas constituem 18% da estrutura da taxa bruta de mortalidade.

28% das mortes são causadas por doenças contagiosas, razões pré-natais, questões maternas e nutricionais (Perfil de DNT da OMS, Bolívia, 2014) (Figura 43). A imagem mostra que existe um duplo fardo de doenças contagiosas e não contagiosas.

A quarta fase é mais desenvolvida e tem por objetivo a promoção da saúde e a prevenção das doenças. Aqui surge a parceria público-privada. As vantagens do sistema de saúde permanecem as mesmas, mas as abordagens do modelo de saúde tornam-se mais complicadas, são criadas políticas de saúde. Existe uma vasta rede de cuidados de saúde primários, clínicas de internamento, clínicas de reabilitação, desenvolve-se a ciência médica e a educação. A abordagem setorial e pública está na ordem do dia, são criados vários canais de financiamento, etc. Esta fase situa-se aproximadamente nos 60-80 anos da "linha" condicional.

O Barém, o Egito e outros países estão nesta fase.

Por conseguinte, o sistema nacional de saúde do Barém presta serviços médicos completos e gratuitos. O sistema nacional de saúde baseia-se nos cuidados de saúde primários. A cobertura e o acesso aos serviços médicos são assegurados a 100%.

De acordo com a Figura 44, o número de camas de hospital atingiu 2,1 por 1000 pessoas no Barém. Este índice era o mesmo da Arábia Saudita (2,1/1000), mas era duas vezes inferior ao da UE-28 (5,2 por 1000 pessoas) (OECD Health Statistics, 2014; The World Bank, 2014). No entanto, de acordo com Mourshed M. et al. (2014), a necessidade de camas no Barém em 2015 aumentará 80%. Prevê-se que haja um crescimento significativo do número de camas hospitalares noutros países membros do Conselho de Cooperação do Golfo (Figura 45).

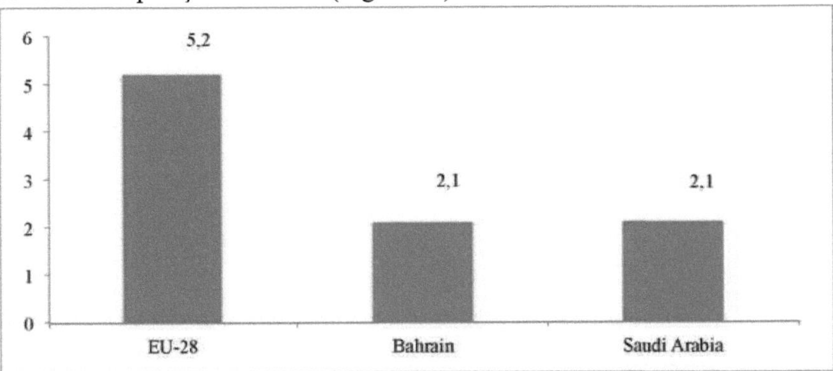

Figura 44 - A dinâmica do número de camas de hospital por 1000 habitantes no Barém, na Arábia Saudita e na UE-28, 2012 (Estatísticas da Saúde da OCDE, 2014; Banco Mundial, 2014)

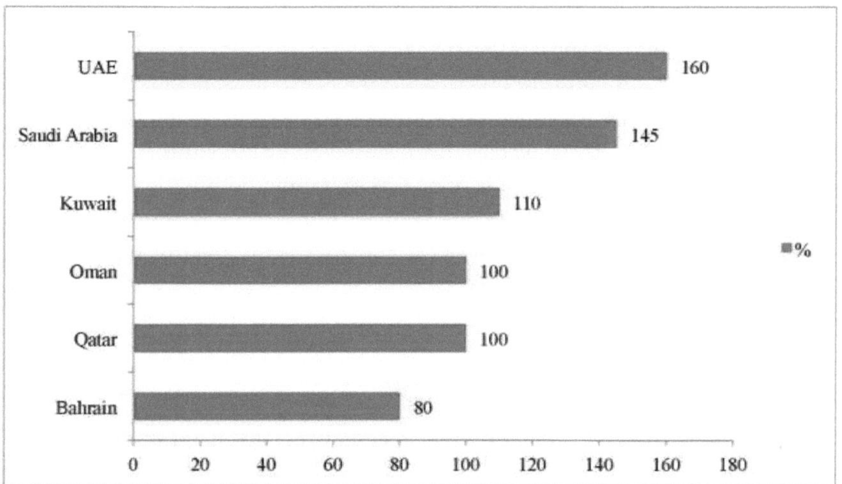

Figura 45 - Expectativas de crescimento do número de camas de hospital por 1000 pessoas no Barém e noutros Estados membros do Conselho de Cooperação do Golfo até 2025 (Mourshed M. et al., 2014)

Apesar da melhoria significativa dos cuidados de saúde, existem 4 grandes problemas por resolver no Barém (Estratégia de Cooperação com o País da OMS, Barém, 2012-2016): - Crescimento dramático de doenças inveteradas não contagiosas;

- Aumento do número de mulheres e homens fumadores;
- Aumento da taxa de obesidade a nível nacional.
- Alterações demográficas e epidemiológicas, das doenças contagiosas ao controlo inveterado das doenças não contagiosas.

Os países desenvolvidos e alguns países em desenvolvimento desenvolveram o sistema de saúde a um nível mais elevado, concretamente no 5º grau, o que significa controlo da doença e melhoria dos cuidados de saúde. Aqui vemos a responsabilidade pela saúde, o sistema de saúde moderno que consiste em cuidados de saúde primários e clínicas de internamento, o sistema de educação médica está bem desenvolvido, a ciência médica está a melhorar rapidamente, a manutenção e o reforço da saúde aparecem, os centros de estilo de vida saudável funcionam, há colaboração intersectorial e interinstitucional. Este modelo é reconhecido como uma perspetiva na "linha" e situa-se entre os 80 e os 100 anos.

Na Austrália, entende-se por "sensíveis" à saúde e aos cuidados ambulatórios as condições de saúde que não necessitam de hospitalização se os doentes tiverem tomado medidas preventivas e o controlo precoce das doenças, que é prestado pelos cuidados de saúde primários, como o médico de família ou o centro de saúde comunitário.
O quadro 5 mostra as doenças exactas que necessitam de cuidados de saúde primários e ambulatórios nos EUA, na Austrália e na Grã-Bretanha.
De acordo com o quadro, apesar de um pequeno número de excepções, as condições "sensíveis" dos cuidados de saúde primários e dos cuidados ambulatórios nos EUA, na Austrália e na Grã-Bretanha estão próximas do são, que é definido por uma abordagem unificada para o diagnóstico, a cura, a prevenção e o controlo das condições de saúde. Em Itália, de acordo com Rizza P. etal. (2007), as condições "sensíveis" dos cuidados de saúde primários e dos cuidados ambulatórios são reconhecidas como hipertensão arterial, diabetes, insuficiência cardíaca congestiva, doença pulmonar obstrutiva crónica e asma brônquica.
Quadro 5 - Doenças "sensíveis" aos cuidados de saúde primários e aos cuidados ambulatórios nos EUA, Austrália e Grã-Bretanha (Will J., Yoon P., 2013)

A agência dos EUA para a investigação e qualidade dos cuidados de saúde	**Serviços de saúde comunitários de Victoria (Austrália)**	**Serviços Nacionais de Saúde (Grã-Bretanha)**
Asma no adulto	Stenocardia	Estenocardia sem intervenção
Estenocardia sem intervenção	Apendicite	Asma
Pneumonia bacteriana	Asma	Celulite
Doença Pulmonar Obstrutiva Crónica	Celulite	Insuficiência cardíaca congestiva
Insuficiência cardíaca congestiva	Doença Pulmonar Obstrutiva Crónica	Convulsões e epilepsia
Privação de água	Insuficiência cardíaca congestiva	Privação de água e gastroenterite
Diabetes - complicação a longo prazo	Convulsões e epilepsia	Doença Pulmonar Obstrutiva Crónica
Diabetes - amputação dos membros inferiores	Privação de água e gastroenterite	Odontopatia
Diabetes - complicação a curto prazo	Odontopatia	Complicação da diabetes
Hipertensão	Complicação da diabetes	Infecções do ouvido, nariz e garganta
Baixo peso à nascença	Infecções do ouvido, nariz e garganta	Gangrena
Asma infantil	Gangrena	Hipertensão
Gastroenterite infantil	Hipertensão	Gripe e pneumonia
Perfuração de um apêndice	Gripe e pneumonia	Anemia por deficiência de ferro
Diabetes não controlada	Anemia por deficiência de ferro	Falta de nutrição
Infecções do trato genito-urinário	Falta de nutrição	Outras doenças controladas por vacinas
	Outras doenças controladas por vacinas	Inflamação dos órgãos pélvicos
	Inflamação dos órgãos pélvicos	Porosidade / sangramento de úlceras gástricas
	Porosidade / sangramento de úlceras gástricas	Pielonefrite
	Pielonefrite	

No Cazaquistão, três doenças: hipertensão arterial, diabetes pancreática e insuficiência cardíaca crónica foram incluídas no programa de controlo dos cuidados de saúde primários. Após dois anos de programa-piloto nas regiões de Pavlodar e do Norte do Cazaquistão, o programa atual vai ser implementado a nível nacional no âmbito do programa estatal "Densaulyk" (2016-2020).
De acordo com a figura 46, a taxa de mortalidade padronizada por idade causada por doença coronária por 100 mil pessoas diminuiu para 31% entre os homens e 36% entre

as mulheres em França durante 2001-2009 (Nicols M. et al., 2013).

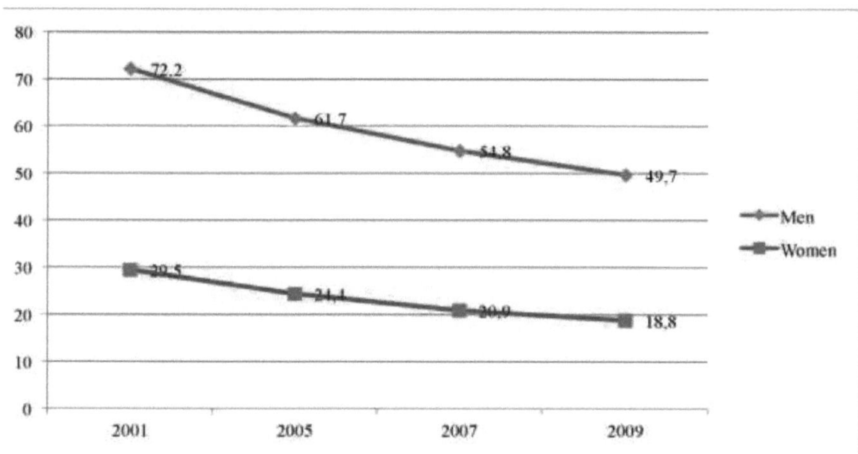

Figure 46 - Tendências da taxa de mortalidade padronizada por idade causada por doença coronária
entre homens e mulheres em França (por 100 mil pessoas) (Nicols M. et al., 2013)

O Japão é um dos países com a taxa de esperança de vida mais elevada graças à diminuição significativa da taxa de mortalidade causada por AVC cerebral, AVC hemorrágico a partir de 1960, todos os casos de AVC cerebral, tanto em homens como em mulheres (Figura 2.308) (Miura K., 2011). Nestes anos (1960-1970), o Japão estava no topo da lista de mortalidade causada por AVC cerebral (Figura 47).

A taxa de mortalidade padronizada por idade causada por acidente vascular cerebral diminuiu para 80% entre os homens e para 87% entre as mulheres com idades compreendidas entre os 55 e os 79 anos, entre 1950 e 1997.

A diminuição da taxa de mortalidade padronizada por idade causada por acidente vascular cerebral resultou da redução do nível de tensão arterial sistólica em todos os grupos etários. De acordo com o Inquérito Nacional sobre Perturbações Circulatórias no Japão, a tensão arterial sistólica entre os homens com idades compreendidas entre os 40 e os 49 anos diminuiu 3,6 mm Hg e entre as mulheres com a mesma idade 7,7 mm Hg durante 1971-2000.

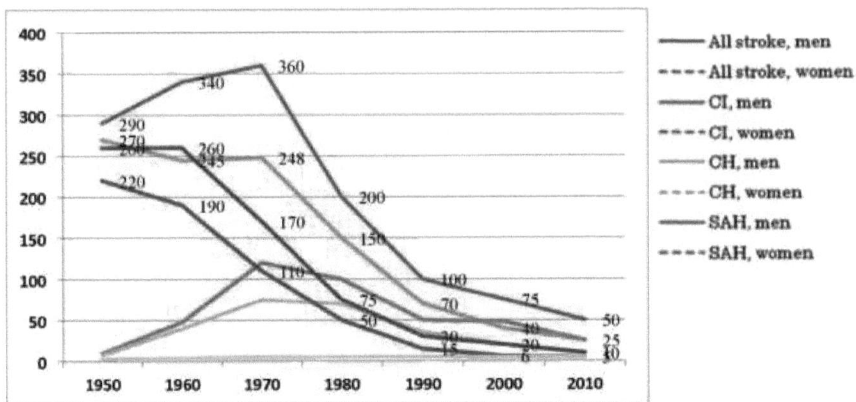

Figure 47 - Taxa de mortalidade padronizada por idade causada por tendências de AVC cerebral
dependendo do sexo, idade e tipo de AVC (por 100 mil) no Japão (The Vital
Vital Statistics of Japan, 1950-2008) (Miura K., 2011)
Nota: AVC - acidente vascular cerebral, IC - enfarte cerebral, AVC hemorrágico, SB - hemorragia subaracnoideia

O atual sistema de cuidados de saúde nos países altamente desenvolvidos, especialmente nos países da OCDE, está algures no fim desta "linha". A fase seguinte será a da medicina do futuro - 100 anos e mais à frente na "linha". Haverá integridade responsável; desenvolvimento da atitude em relação ao doente, implementação da medicina de alta tecnologia dos chamados 3 P's (medicina personalizada, prevista e preventiva).

Queremos dizer que os países mais desenvolvidos do mundo e os seus modelos de cuidados de saúde atingiram a escala dos "100 anos" e passaram para o nível seguinte da medicina do futuro. O esquema de todas as fases e as suas caraterísticas são apresentados no quadro 6.

Quadro 6 - A classificação das fases de desenvolvimento dos cuidados de saúde mundiais

Factores	**1ª fase - Manutenção da vida pública**	**2nd fase - Preservação da saúde pública**	**3ª fase - Preservação e prevenção da saúde pública**	**4ª fase: manutenção, melhoria e prevenção da saúde pública**	**5ª fase - controlo das doenças. Melhoria da saúde**	**6.ªfase Medicina do futuro**
Principal problema de saúde	Elevada taxa de mortalidade causada por doenças contagiosas (tuberculose, etc.)	Elevada taxa de mortalidade causada por doenças contagiosas (tuberculose, etc.) Aumento da mortalidade causada por doenças não contagiosas inveteradas	Dupla carga de doenças contagiosas e não contagiosas	Elevada taxa de mortalidade causada por doenças da circulação sanguínea, cancro, etc., doenças inveteradas não contagiosas nos países em desenvolvimento	Diminuição abrupta da mortalidade causada por doenças da circulação sanguínea, cancro, etc., doenças inveteradas não contagiosas nos países desenvolvidos	Problema ligado ao envelhecimento da população
Principais organizações do sistema de saúde	Hospitais de unidade única	Sistema de internamento hospitalar e rudimentos de cuidados de saúde primários	Hospital de internamento e rede de cuidados de saúde primários, escola médica e creche	Desenvolvimento da rede de cuidados de saúde primários centros de reabilitação, educação, ciências médicas	Sistema moderno (cuidados de saúde primários + hospital de internamento + educação + ciência médica), centros de estilo de vida saudável, centros de preservação e melhoria da saúde	Rede PPP
Responsabilidade sanitária	Individual	Estado	Principalmente público	Parceria público-privada	Responsabilidade integrada	Responsabilidade integrada
Coordenação	Comunidade	Setor público da saúde	Sistema de saúde	Principalmente o sistema de saúde	Parceria intersectorial e interinstitucional	Abordagem individual
Particularidades da política de saúde 71	Simples	Facilitado	Nível (principalmente dois níveis)	Complexo	Moderno	Hi-tech (modelo futuro)
Localização na "linha" dos 100 anos (19152015)	1-20	20-40	40-60	60-80	80-100	Mais de 100 anos

Como se pode ver no quadro 7, classificámos os países de acordo com o seu nível de desenvolvimento:

1ª fase - modelo simples de cuidados de saúde

2nd fase - modelo facilitado

3ª terceira fase - nível

4th - complexo

5th - moderno

6th - hi-tech (modelo futuro)

Com base nisso, tentámos localizar alguns países de acordo com estes modelos.

Tabela 7 - Níveis de desenvolvimento do sistema de saúde em alguns países

1ª fase	2nd fase	3ª terceira fase	4.ª fase	5.ª fase	6.ª fase
Afeganistão Haiti Serra da Somália Leone E aproximadamente 30 estados	**RSA Papua-Nova Guiné Moçambique Níger Tanzânia Etiópia Iraque, etc**	**Bolívia Venezuela Equador Camarões, etc**	**Costa-Rica Panamá Egito Barém Camboja Coreia do Norte China, etc.**	**Algum país pós-socialista Inglaterra Alemanha França Japão, etc**	**Austrália Singapura Itália Países escandinavos, etc.**

Apêndice: *É uma divisão relativa. Há mudanças permanentes e um crescimento dinâmico da economia, mudanças do regime político. O desenvolvimento da política social influencia significativamente as condições do sistema de saúde dos países.*
A evolução do sistema de saúde pode ser observada no exemplo do Cazaquistão.

SISTEMA DE SAÚDE NO CAZAQUISTÃO

Em 2016, terá início o programa de desenvolvimento do sistema de saúde "Densaulyk" da República do Cazaquistão para 2016-2020.

Este cenário era óbvio porque o programa anterior "Salamatty Kazakhstan" foi concluído em 2015. Cada programa estatal é um acontecimento no sistema de saúde, porque a direção do desenvolvimento é identificada, surgem novas tarefas, os problemas de saúde pública são resolvidos através do programa. Atualmente, o programa "Densaulyk-2020" é o tema de discussão em todas as organizações.

Fases do sistema de saúde no Cazaquistão:

1. Estabelecimento compulsivo de seguros de cuidados médicos (1995 - 1998)
2. Programa "Zdoroviye naroda" (saúde da nação) (1998)
3. Um ano dedicado aos cuidados de saúde (2001)
4. Programa estatal de desenvolvimento e reforma dos cuidados de saúde (2005 - 2010)
5. Programa estatal "Salamatty Kazakhstan" (2000 - 2015)
6. Programa estatal "Densaulyk-2020" (2016 - 2020).

A história do sistema de cuidados de saúde no Cazaquistão tem uma duração de 20 anos. Foi fundado a partir da cave e sofreu muitas alterações. Muitas questões profundamente enraizadas e sistemáticas dos cuidados de saúde nacionais foram resolvidas corretamente e foram implementadas de forma correta. Surgiu uma nova geração de consultores médicos, gestores e organizadores. Têm uma excelente formação nacional e estrangeira.

Durante este período, foram criados centros modernos como a "National Medical Holding" em Astana, que funciona bem. A holding tornou-se a base para a implementação de novas tecnologias médicas.

Os médicos do Cazaquistão fazem as mais complicadas cirurgias ao coração, transplantes, têm sucesso em neurocirurgia, traumatologia e cardiologia.

O resultado do programa estatal "Reforma do desenvolvimento do sistema de saúde" é a melhoria da cirurgia cardíaca a nível nacional. Atualmente, são realizadas 60 mil cirurgias no Cazaquistão. O programa de proteção contra a tuberculose e as doenças contagiosas foi realizado com êxito. O programa de oncologia está a desenvolver-se. O programa de cuidados maternos e infantis foi bem sucedido.

São adoptadas medidas de prevenção únicas: No Cazaquistão, funcionam 11 programas de rastreio que abrangem 12 milhões de pessoas.

A população aumentou para 17 417,5 mil habitantes na República, a esperança de vida atingiu os 70,45 anos e a taxa de mortalidade diminuiu.

Isto mostra que o sistema de saúde do Cazaquistão é capaz de lidar com questões globais.

Durante o período de 2006-2015, o ensino da medicina enfrentou enormes mudanças que se basearam nos princípios do processo de Bolonha. Foi criado um sistema de preparação do pessoal médico em três fases - licenciatura, mestrado, residência. O sistema de doutoramento vai ser concluído, ou seja, a preparação para a escola de doutoramento. A questão que se coloca é a de dar forma ao programa, cumprindo as normas internacionais.

O quadro nacional de qualificações será a melhor motivação para o pessoal de saúde. Este quadro contém a política de seleção e aceitação dos trabalhadores médicos, as normas que controlam a qualificação dos licenciados e os especialistas que trabalham. Foi implementado um sistema independente de avaliação dos conhecimentos dos licenciados. O processo de estudo é efectuado com base na integridade da ciência, da educação e da prática clínica. É necessário proceder a uma reforma para entrar no espaço educativo mundial.

O estilo de vida dos cidadãos tinha mudado. Nasceu uma nova geração no Cazaquistão independente. As mudanças são muitas e é interessante observar as alterações na política de proteção da saúde.

Os programas anteriores concentravam-se sobretudo no sistema de saúde. O governo começou a criar uma "política de proteção da saúde". Esta baseia-se nas prioridades de saúde da população e desempenha um papel mais importante na economia e no bem-estar social. Este modelo deliberado reflecte-se no projeto do novo programa governamental. Verifica-se que o programa se centra principalmente nos cuidados de saúde primários. Exige mais de metade de todos os recursos de saúde, como finanças, tecnologia e pessoal. É o curso lógico e natural da história, o curso do desenvolvimento do modelo. Este programa centra-se nos cuidados de saúde primários, mas os recursos humanos, a educação médica e a ciência; as questões de qualidade dos cuidados médicos são objeto de atenção, tal como acontece noutros programas estrangeiros.

São dadas prioridades às infra-estruturas e à tecnologia, etc.

"Densaulyk - 2020" é a confirmação de que o sistema de saúde do Cazaquistão se desenvolve de acordo com as tendências mundiais e se aproxima das normas internacionais.

A partir de 2017, a lei relativa ao seguro de saúde dos cidadãos estabelece a responsabilidade igual da entidade patronal, do governo e do trabalhador pela saúde. Devemos compreender que os cuidados médicos e o trabalho dos médicos são pagos. O seguro de saúde não é o objetivo em si. É um instrumento da política de preservação da saúde e é dedicado ao desenvolvimento e à implementação da responsabilidade igualitária pela saúde.

O sistema de seguro de cuidados de saúde obrigatório permite consolidar todos os programas, tornar iguais as regiões e adaptar o sistema de pagador único ao sistema multi-canal. Será criado e implementado um sistema tecnológico e informativo relevante para o controlo do sistema de seguro de cuidados médicos.

Está previsto que o programa seja realizado em duas fases. Na primeira fase (2016-2017), está planeada a preparação de normas e regulamentos para a introdução de novos mecanismos, tecnologia e eficácia da provisão de recursos. Na segunda fase (2018-2020) está planeada a modernização do sistema de saúde com base nas prioridades acima mencionadas. Para nós, o novo programa é a continuação lógica dos programas estatais realizados e a sucessão da política de preservação da saúde do nosso país. Segue a política internacional de preservação da saúde.

A política de medicamentos é objeto de grande atenção no novo programa estatal. Aproximadamente em 2020, todos os sistemas deverão funcionar com base em normas mundialmente aceites - indústria normas, mercado, fornecimento de medicamentos, normas de prescrição de medicamentos. Será implementada uma inspeção farmacêutica de nível internacional. Este tipo de resolução de problemas aproximou o país do nível internacional.

O programa permite alargar a noção de cuidados médicos primários em ambulância. Será abordada a questão dos cuidados sociais médicos primários. É o caminho certo, porque o Cazaquistão foi anunciado como um Estado social com uma política social forte.

É necessário alargar os serviços sociais. O grande tema de discussão será o tipo de cuidados médicos e sociais a prestar ao público e a forma de o fazer. A implementação da libertação ética e gratuita de produtos médicos a nível ambulatório está planeada para os cuidados médicos primários em ambulância. São poucos os países que autorizam a disponibilização de produtos médicos ao nível dos cuidados médicos sanitários primários, na sua maioria para doenças específicas como a diabetes.

A próxima direção significativa do programa é o sistema de previsão, o controlo de riscos e doenças e a previsão da diminuição dos factores de risco na taxa de mortalidade total. Trata-se de uma verdadeira prevenção de doenças não contagiosas inveteradas. Os esforços de desenvolvimento e formação de centros de estilo de vida saudável do país devem ser transferidos para a prática.

Todos os países desenvolvidos do mundo passaram por estes programas, incluindo a Organização para a Cooperação e Desenvolvimento Económico, durante o final do século XX e início do século XXI. 15-20 anos de retardamento devem ser eliminados porque as tecnologias e métodos são desenvolvidos e eficazes. Tais programas foram objeto da ciência médica do Cazaquistão no final do século XX, com um número de especialistas e programas bem feitos.

A próxima regularidade interessante é a abordagem por clusters, que pressupõe que todos os serviços de prevenção, cura, reabilitação, médicos e sociais serão concentrados em cada direção, por cada doença, como a cardiovascular. Vai ser a primeira vez que isso acontece no nosso país.

Existem várias outras particularidades do programa, que lhe conferem realidade, eficácia e sucesso. A primeira: o programa centra-se na ideia de que o Cazaquistão deve familiarizar-se com os padrões da Organização para a Cooperação e Desenvolvimento Económico. Muitas coisas serão estudadas, aprendidas, adaptadas e utilizadas a partir da experiência da organização. A segunda particularidade é a estabilidade política do país.

MEDICINA DO FUTURO

De acordo com as partes anteriores, o sistema de saúde foi formado, desenvolvido e, passo a passo, tornou-se abrangente pela primeira vez no início do século XX. Atravessou a Primeira e a Segunda Guerra Mundial, vários conflitos sangrentos em diferentes países, provou a sua capacidade de funcionar em condições militares e, ao longo dos séculos XX e XXI, transformou-se em novas formas.

A principal conclusão do século XX é que o sistema de saúde reflecte totalmente a história do ser humano, o modo de vida e a administração é uma reação do comportamento dos homens.

O final do século XX conduziu ao colapso da URSS, que proporcionou ao mundo democrático uma vida pacífica. Evitou a terceira guerra e a economia de mercado desenvolveu-se rapidamente.

É sabido que, para uma vida e uma socialização sustentáveis, o homem precisa de um acesso justo e equitativo aos medicamentos e também à educação, à habitação, ao trabalho, ao ambiente, à segurança, à liberdade e à igualdade de direitos, ao respeito por si próprio e à velhice, etc.

Podemos ver que os valores não estão actualizados para o século XXI, há injustiça e crueldade por todo o lado, os princípios e valores humanos estão quebrados.

É por isso que, para responder à questão de saber como é o sistema de saúde, devemos prever o nosso futuro.

O mundo está à beira de uma convulsão.

O clima, o ar, a água, a liberdade, a democracia, a cultura, a segurança linguística necessitam de uma pesquisa de inteligência colectiva. O equilíbrio no mercado deve ser encontrado (comercialização de tudo, competitividade cruel e impiedosa para quem perde, indústria do entretenimento como tráfico de drogas, entretenimento sexual, apoio a regimes ditatoriais).

A sinergia destes dois princípios fundamentais da vida cria oportunidades e, em meados do século, assistiremos a novas vagas de futuro.

O próximo problema do século XXI é o papel e o lugar do governo nacional. Vimos que, no início do século XX, o sistema de saúde foi criado pelo governo do Estado para preservar e melhorar as potencialidades humanas, especialmente a saúde.

Graças ao crescimento económico, à transparência da informação, à Internet, à expansão da classe média, a abertura das fronteiras dos países nacionais será uma realidade.

No exemplo da União Europeia, vemos que o papel e o lugar do governo nacional se tornaram insignificantes passo a passo, depois a administração internacional substitui-o, são fixadas normas unificadas.

O papel do governo no desenvolvimento e apoio do sistema nacional de saúde é eliminado e a orientação será dada às normas internacionais de serviços médicos.

A próxima questão é a flexibilidade e a globalização. Atualmente, vemos como as fronteiras e os obstáculos são construídos para as organizações internacionais. Os novos "nómadas", especialistas e jovens, podem mudar facilmente de universidade, de local de trabalho e de comunidade. Isto está apenas a começar.

O quarto tema: a integração. O novo desafio exige a integração dos esforços de todos os países (clima, pandemia global, guerras, terrorismo, etc.) e o desenvolvimento de um novo departamento da ONU.

O quinto tema: a explosão tecnológica. As novas tecnologias no domínio das TI, da biotecnologia e da nanotecnologia tornam-se aceitáveis e flexíveis em todo o mundo.

As informações acima referidas mostram que o mundo do século XXI é suficientemente diferente e que os padrões do século XX serão substituídos por não responderem aos novos desafios.

Significa:

1) O modelo de organização dos cuidados médicos será totalmente diferente no século XXI;

2) O sistema de saúde do Estado deixa de funcionar e é de esperar que assim seja:

Medicina clínica

Os resultados da globalização são a formação de padrões unificados de cuidados médicos, a criação de organizações transnacionais de seguros médicos, a competitividade dos preços e dos serviços médicos. Esta fase é a primeira fase de centralização e unificação. Dura de 15 a 20 anos.

A próxima etapa, após o desenvolvimento da personificação, o reforço das companhias de seguros, a remissão dos estados, será a auto-observação. Os aparelhos pessoais controlam os seus bioparâmetros e enviam-nos ao seu médico de família para corrigir ou curar doenças específicas (controlo da diabetes). Os princípios fundamentais do trabalho dos médicos serão a monitorização, a prevenção, a correção e a monitorização. O sistema de internamento hospitalar não será necessário. A medicina será previsível, personalizada e preventiva.

Atualização dos cuidados de saúde

Mudará as suas formas. Graças às normas unificadas da ONU e da OMS, serão implementadas normas relativas ao ambiente (ar, água, solo), a um estilo de vida saudável e à nutrição, aos transportes e à habitação.

Esta fase divide-se em dois tipos:

1 - Centralização da política através do governo nacional, países

2 - Integração e resolução a nível internacional.

O desenvolvimento dos cuidados de saúde baseia-se em dois princípios fundamentais da nova sociedade: a competitividade do mercado (alta qualidade, capacidade de atrair clientes, novas tecnologias) e a democracia (justiça e bem-estar). Os novos actores serão as companhias de seguros (transnacionais), os sindicatos privados, que se apoiam no enfraquecimento dos países, e os clientes dos serviços, que escolhem os melhores produtos e serviços, bem como as instituições democráticas internacionais, incluindo o governo do planeta.

O futuro do sistema de saúde formado

1) Este sistema morrerá lentamente e será substituído por um complicado sistema internacional de saúde global, que consiste em duas partes: medicina clínica e saúde pública.

2) Todos os países devem passar pelas 5 fases de desenvolvimento acima referidas: do primário ao complexo. É o desenvolvimento do embrião: é impossível passar termos de 15-20 anos em 5-10 anos. É impossível pensar nas doenças inveteradas não contagiosas, nos factores de risco sem resolver os problemas ligados às doenças contagiosas, à preservação da maternidade e da infância. Os cuidados de saúde não se desenvolverão sem ensinar a população a prevenir a doença.

3) Durante algum tempo, as diferenças entre os Estados na prestação de cuidados de saúde serão grandes, mas algures em meados do século XXI talvez haja uma forma absolutamente nova de organização dos cuidados de saúde.

CONCLUSÃO

Ninguém pode prever o que será a organização dos cuidados de saúde no século XXI. A história é caótica, imprevisível e sempre cheia de política. O século XXI depende de muitos factores e ninguém pode conhecer o futuro. No entanto, tudo isto não exclui as lições úteis para uma compreensão clara do presente e do início do novo século. Este é, portanto, o objetivo do nosso livro, antes de iniciar o ciclo da nossa investigação, que começou com a descrição dos sistemas de mais de 100 países, incluindo as suas ligações com os sistemas políticos e a procura do modelo ideal de cuidados de saúde com base no exemplo dos melhores sistemas nacionais do mundo. As principais conclusões são:

1. Os sistemas de saúde mundiais, na sua forma atual, foram criados no século XX e representam as configurações mais difíceis dos cuidados de saúde primários, dos hospitais, das infra-estruturas e dos serviços auxiliares.
2. Reflectindo o desenvolvimento dos Estados nacionais, os sistemas de cuidados de saúde encontram-se em diferentes fases de desenvolvimento. Apresentamos uma "escala de 100 anos" condicional para a sua classificação. Esta escala mostra a diferença de 100 anos entre os sistemas de saúde mais subdesenvolvidos e os mais desenvolvidos.
3. A organização dos sistemas de cuidados de saúde evolui de formas simples e bastante primitivas de cuidados médicos para uma política de cuidados de saúde pública baseada numa abordagem intersectorial, numa responsabilidade partilhada pela saúde entre o Estado, o doente e o empregador e na utilização das tecnologias mais modernas de gestão das doenças em geral e das doenças específicas em particular.
4. O papel do Estado tem crescido de forma incomensurável nas condições modernas.

Assim, por exemplo, no livro "O Capital no Século XXI" (T. Piketti, 2013) apresenta-se a política social de 4 países (EUA, França, Suécia, Inglaterra) baseada em deduções obrigatórias (em % do rendimento nacional), que se destinavam geralmente a programas sociais (educação, cuidados de saúde, proteção social). Sobre estes indicadores de mortalidade por todas as causas, entre homens e mulheres de Inglaterra e do País de Gales, "colocámos camadas" (figura 48).

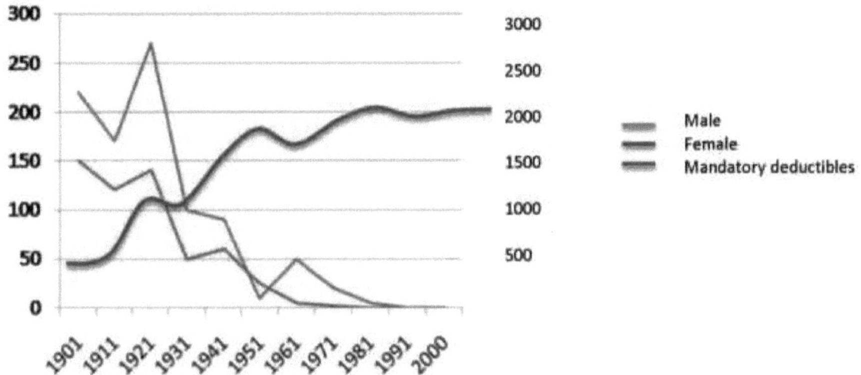

Figura 48 - Taxa de mortalidade padronizada por idade e dedutíveis por 100 mil no Reino Unido (1901-2001)

Como se pode ver nos dados, existe uma relação direta entre os desempenhos: quanto maior for a contribuição para a esfera social, menor será a mortalidade.

De seguida, apresentam-se as taxas de franquia e os indicadores de vida da população (Figura 49 e 50).

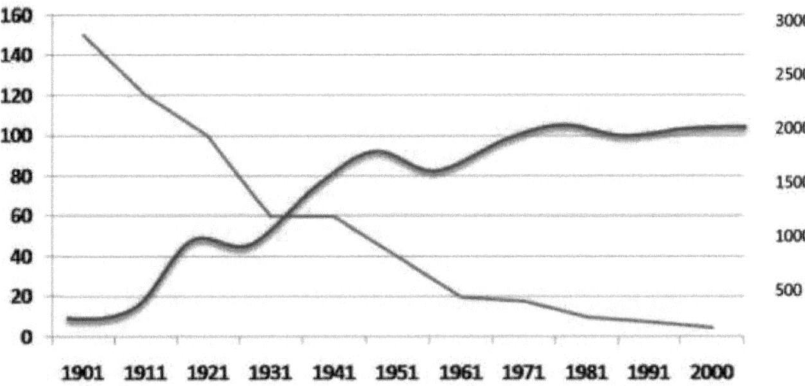

- Mortalidade
Deduções obrigatórias

Figura - 49 Taxa de mortalidade infantil e taxa de deduções no Reino Unido (1901-200)

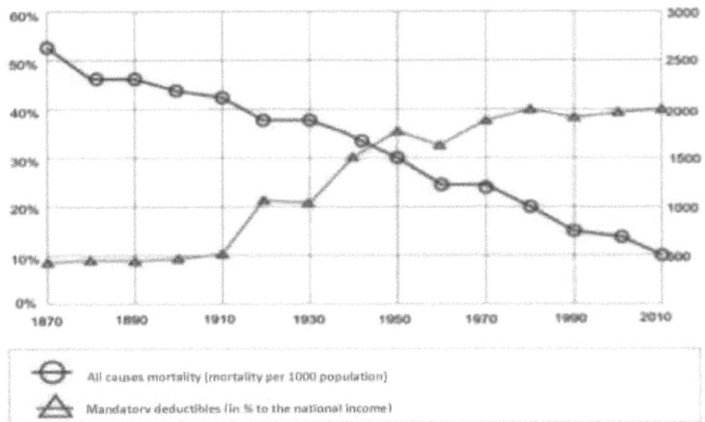

Figura 50 - Reino Unido

Falar do futuro modelo de cuidados de saúde deve ser feito depois de estudar os principais resultados do passado, compreender o presente, tendo em conta o desenvolvimento dos processos que têm lugar no início do século XXI: integração, explosão tecnológica, flexibilidade e globalização.

Haverá certamente novas formas de cuidados médicos e novas tecnologias de cuidados de saúde, uma conceção fantástica e os mais recentes métodos de diagnóstico, tratamento e prevenção.

Os problemas eternos manter-se-ão: como manter e melhorar a saúde? Como prolongar a vida humana? Como ultrapassar, em 100 anos, a desigualdade na prestação de cuidados de saúde em diferentes países e grupos sociais? E, nestas condições, colocar-se-á ainda a questão: quais serão as relações entre o médico e o doente? Haverá valores eternos da medicina. - O juramento de Hipócrates.

"Amanhã, tal como hoje, haverá doentes. Amanhã, como hoje, serão necessários médicos. Tal como hoje, o médico manterá a dignidade do padre e, juntamente com ele, a terrível e crescente responsabilidade. A ciência médica tornar-se-á ainda mais precisa e altamente equipada, mas perto dela, tal como hoje, permanecerá, manterá o lugar na medicina o médico de tipo clássico - aquele cuja vocação será uma comunicação humana com o doente. Como antes, ele encorajará e consolará os doentes. Haverá novos milagres. Mas também haverá novas responsabilidades. Tal como hoje, os médicos de todos os países estarão ligados por uma moral médica comum. Amanhã, tal como hoje, o médico de bata branca salvará a vida do doente, seja ele quem for - amigo ou inimigo, com razão ou culpado. E a vida do médico continuará a ser a mesma de hoje - difícil, perturbadora, heróica e sublime".

REFERÊNCIAS:

1. AIHW 2012. Saúde da Austrália 2012.

2. Almalki M., Fitzgerald G., Clark M. Sistema de cuidados de saúde na Arábia Saudita: uma visão geral. East Mediterrenean Health Journal, 2011, 17 (10). - p. 784-793.

3. Blendon R., Benson J., Des Roshes C. America's views of uninsured: an era for hybrid proposals. Health Affairs, 2003, 27. - p. W3-405.

4. Classificação da Bloomberg. Os países mais saudáveis do mundo, 2012.

5. Brodt A. et al. State of the states: building hope, raising expectations. Washington, DC, 2007.

6. Burton A. et al. State strategies to expand health insurance coverage: trends and lessons for policymakers. Nova Iorque, 2007.

7. Daniels N. Insuring America's Health. Washington, DC, 2004.

8. Epstein R. Mortal peril: our inalienable right to health care? Nova Iorque, 1997.

9. Griffiths C., Brock A. Twentieth Century Mortality Trends in England and Wales (Tendências da mortalidade no século XX em Inglaterra e no País de Gales). National Statistics, verão de 2003. - 17 p.

10. Hogan M., Foreman K., Naghavi M. et al. Maternal mortality for 181 countries, 1980-2008: a systematic analysis of progress towards Millennium Development Goal 5 [Mortalidade materna em 181 países, 1980-2008: uma análise sistemática dos progressos no sentido do Objetivo de Desenvolvimento do Milénio 5]. The Lancet, 2010, 375. - p. 1609-1623.

11. Kassebaum N., Bertozzi-Villa A., Coggeshall M. et al. Níveis globais, regionais e nacionais e causas de mortalidade materna durante 1990-2013: uma análise sistemática para o Global Burden of Disease Study 2013. The Lancet, 2014, 384 (9947). - p. 980-1004.

12. Mariner W. Can consumer choice plans satisfy patients? : problems with theory and practice in health insurance contracts. Brooklyn Law Review, 2004, 69 (2). - p. 485.

13. Mariner W. Social solidarity and personal responsibility in health reform (Solidariedade social e responsabilidade pessoal na reforma da saúde). Connecticut Insurance Law Journal, 2008, 14. - p.79-115.

14. Miura K. Epidemiologia e prevenção da hipertensão em japoneses: como é que o Japão pode obter longevidade? EPMA J., 2011, março, 2 (1). - p.

15. Mourshed M, Hediger V., Lambert T. Gulf Cooperation Council Health Care: Challenges and Opportunities. 2014. - p. 55-64.

16. Newport F. Prescription for healing healthcare from the people (Receita para curar os cuidados de saúde do povo). The Gallup Poll News Service, 2007.

17. Nicols M., Townsend N., Scarborouqh P., Rayner M. Doença cardiovascular na

Europa: atualização epidemiológica. Eur Heart J. 2013, 34 (39). - p. 3028-3024.
18. Estatísticas da saúde da OCDE, 2012.
19. Estatísticas da saúde da OCDE, 2014.
20.Pooley B., Ramirez M., de Hilari C. Bolivia's health reform: a response to improve access to obstetric care. Estudos em HSOAP, 2008, 24.
21.Rizza P., Bianco A., Pavia M., Angelillo I. Preventable hospitalization and access to primary care in an area of Southern Italy (Hospitalização evitável e acesso a cuidados primários numa zona do Sul de Itália). BMC Health Services Research, 2007, 7, 134.
22. Saltman P., Figueras J. A reforma europeia dos cuidados de saúde. Análise das estratégias actuais. OMS, 1997, 72.
23. Contas Nacionais de Saúde da Serra Leoa, 2012.
24. Starfield B., Shi L. Policy relevant determinants of health: an international perspective. Política de Saúde, 2002, 60 (3). - p. 201-218.
25 The Commonwealth Fund. Perfis internacionais dos sistemas de cuidados de saúde. 2015.
26 Dados de saúde do Banco Mundial, 2014.
27 Dados de saúde do Banco Mundial, 2015.
28 Wenner D. O'Neil defende os cuidados de saúde como um direito. The Patriot News, 19 de abril de 2007.
29 OMS. Declaração de Alma-Ata. Conferência Internacional sobre Cuidados de Saúde Primários: Alma-Ata, 6-12 de setembro de 1978.
30 OMS. Relatório sobre a saúde na Europa 2002. Copenhaga: Escritório Regional da OMS para a Europa.
31 OMS. Atingir a cobertura universal: desenvolver o sistema de financiamento da saúde. Genebra, 2005.
32 OMS. Relatório sobre a Saúde no Mundo 2008: Os cuidados de saúde primários agora mais do que nunca. Genebra, 2008.
33 OMS. Observatório Mundial da Saúde, 2012.
34 Perfil das doenças não transmissíveis da OMS na Austrália, 2014.
35 Perfil das doenças não transmissíveis da OMS no Afeganistão, 2014.
36 Perfil de DNT da OMS Bolívia, 2014.
37 Perfil da OMS sobre as doenças não transmissíveis na Papua Nova Guiné, 2014.
38 Estratégia de Cooperação com o País da OMS, Barém, 2012-2016.
39 Rankings Mundiais de Saúde, 2014.
40 Rankings Mundiais de Saúde, 2015.
41 . Will J., Yoon P. Preventable Hospitalizations for Hypertension: Estabelecendo uma linha de base para monitorar as diferenças raciais nas taxas. Prevenir as Doenças Crónicas, 2013, 10, 120165.

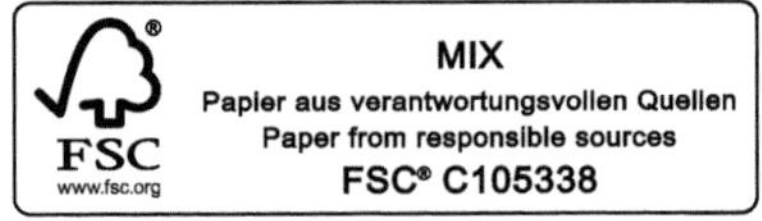

Printed by Books on Demand GmbH, Norderstedt / Germany